의보감에 의한

한방술로
질병치료하기
76가지 비법

편 저 대한건강증진치료연구회

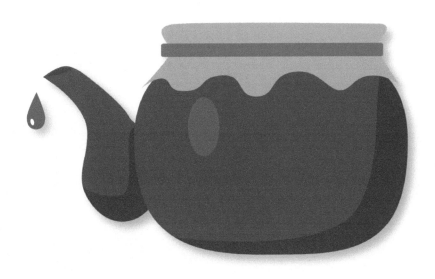

법문북스

집에서 물처럼 마시면 **병**이 치료되는

한방약술

집에서 물처럼 마시면 **병**이 치료되는

한방약술

목 차

018 허약체질, 식욕부진, 감기에 잘 걸리는 사람에게 효과적인
　　건중술

020 무기력, 피로권태, 몸이 마르고 피부가 거칠어질 때, 식욕부진, 구갈 증엔
　　고본술

022 정력 감퇴, 음위(성교불능), 무기력, 노후강장, 피로권태에 효과가 있는
　　구기 황정술

024 성기능 쇠약, 발기부전, 성교 후 권태감, 무력성 사정, 조루, 신경쇠약에는
　　독계산술

026 식욕부진, 권태, 무력감, 복통, 구역질 등에 효과를 볼 수 있는
　　보온인삼술

028 식욕부진, 만성피로, 감기에 잘 걸리는 체질에 효과적인
　　보원술

030 강정강장, 성기능감퇴, 만성피로, 조루증에 매우 효과적인
　　산용술

032 건망증과 무기력에 활기를 더해주고, 혈액순환과 눈병 및 응혈에 효과적인
　　삼지구엽초 여정자 질이자술

034 더위를 먹어 고생할 때, 무기력, 피로감, 숨 가쁜 증상에 효과적인
　　생맥술

036 간장과 신장을 튼튼하게, 빈혈, 허약체질을 다스리며 식욕을 증진시켜 주는
　　석곡 규나피 청상자술

038 성기능 감퇴. 발기부전. 조루. 하반신무력. 유정.
건망증. 신경쇠약 증상에 선령비술

040 자양강장작용. 노화예방. 정력강화. 피로회복과 함께 수명을 늘려주는 데는
선술

042 식욕부진 때 입맛을 돌게 하며 구역질과 소화불량과 건위작용에 효능 있는
소생진피술

044 노화방지. 요통. 하반신무력증. 콜레스테롤예방과 혈관강화작용을 돕는
하수오두충술

046 보혈과 조혈작용을 하며. 특히 피로회복에 좋은 효과를 볼 수 있는
산수유황궁술

048 생리불순. 혈색불량. 빈혈. 강장. 미용에 효과적이며 혈액순환장애개선에
양귀비술

050 노후보양. 식욕부진 때 식욕을 돋워주며. 신체의 통증과 건망증을 없애주는
양노술

052 진정작용을 하고 불면증을 치료하며 초조감. 짜증불안 신경증. 혈색불량엔
양심술

054 성기능 감퇴. 노인과 허약자의 발기부전. 조루증에 효과만점인
양위회춘술

056 노후쇠약을 치료하고 강장. 강정작용을 하며. 피로회복에 효과가 뛰어난
연익수불로술

058 강장과 강정효과와 고혈압을 제압하고 스태미나를 증진시켜 주는
오가피 황정 만형술

060 우슬. 연육. 향부자 등의 상호작용으로 여성건강에 더없이 이로운 약술인
우향연육술

062 허약체질. 과로. 노화방지. 식욕증진에 탁월한 효과를 볼 수 있는
원지 오미자 대추술

064 월경이 불순. 거친피부. 손발저림. 산후조리에 좋은 효과를 볼 수 있는
익모사물술

066 자양강장, 식욕부진, 피로권태, 노화예방, 위장쇠약증에 효능이 있는
명주 주공백세술

068 자양강장, 식욕부진, 피로권태, 노화예방, 허약체질, 위장쇠약증에 유효한
칠보술

070 무력, 권태감, 원기부족, 만성피로, 혈색이 좋지 않은데 좋은 효과가 있는
팔진술

072 자양강장, 진정효과가 뛰어나며 스태미나증강에 이상적인 약술로 이름난
하수오용향술

074 강장작용을 하며, 근골을 튼튼하게 만들고 정혈보온, 노화예방에 효과적인
하수오회춘술

076 우울증, 초조감과 짜증 그리고 복통, 트림, 오심, 가슴의 통증에 효과적인
행기회생술

078 복부팽만감, 구풍, 오심, 식욕부진, 건위, 소화불량 등에 효과적인
회향후박술

080 강장, 이뇨, 각혈, 피로회복, 식욕증진, 전신안정, 안면에 효과가 뛰어난
천문동술

082 피로회복, 최면, 건위, 이뇨, 정장, 해열, 식욕증진 등에 그 효능이 뛰어난
치자술

084 초기에 걸린 감기, 발한, 해열, 정장 등에 효과가 큰 약술
칡술

086 요통, 하반신무력, 유정, 조루, 강정, 강장작용을 도와주는 약술인
토사자술

088 자양강장, 익정보혈, 허약체질, 요각권태무력, 조기노화, 울증에 효과적인
하수오술

090 자양강장, 음위, 성기능감퇴, 만성피로, 아랫도리의 쇠약, 양노 등에 좋은
합개술

092 부인의 강장, 생리통, 무월경, 생리불순, 냉증을 다스리는 효과적인 약술
홍화술

094 자양강장. 지한. 이뇨. 류머티스성관절염. 견관절 주위염. 부종에 효과적인
황기술

096 자양강장. 허약체질. 자주 피로가 올 때. 병후 회복기에 효과적인 약술
황정술

098 거풍과 통기에 효능이 있어 중풍. 안면 신경마비. 산통. 요통 등에 적합한
개다래술

100 자양강장. 허약체질. 무력감. 체력회복. 현기증. 허리와 무릎통증에 좋은
구기술

102 피로회복. 감기. 강장. 피부미용. 식욕증진. 불면증에 효과적인 명주
귤술

104 발기부전. 불임증. 신경쇠약과 병후의 쇠약. 허약체질 등에 매우 효과적인
녹용술

106 피로회복. 강정. 강장. 보혈. 불면증. 건위. 정장에 뛰어난 효과가 있는
다래술

108 피로회복. 산후회복. 진정. 보혈. 기타 부인병. 식욕증진에 뛰어난 약술인
당귀술

110 강장강정. 위장 기능의 조정. 진정. 신경질. 초조감해소 불면증에 좋은
대추술

112 기침과 가래를 삭이는 등 호흡기 질환과. 폐를 맑게 하는데 효능이 있는
도라지술

114 다리에 힘이 없을 때. 요통. 진정. 생식기능. 혈압강하증진에 효과적인
두충술

116 강장보양. 이뇨. 강심. 다한. 소염효과가 있으며 더위를 먹었을 때 유효한
맥문동술

118 거담. 청혈. 최면. 진정. 피로회복. 식욕증진. 건위. 정장에 효과적인
베고니아술

120 성기능감퇴. 피로회복. 발기부전에 유효하며 자양강장식품으로 효험이 있는
사상자술

122 고혈압, 피부 화농증, 알레르기성질환, 식욕부진, 설사 등에 효과적인 명주
산사자술

124 야뇨증, 해수병, 음위, 두통, 부스럼이 나는 두풍, 귀먹은 것을 낫게 하는
산수유술

126 성적 신경쇠약, 식은땀, 가벼운 당뇨병, 자양강장, 소화불량, 설사에 좋은
산약술

128 눈병과 눈의 피로를 막고, 눈을 밝게 하는
산초술

130 천식, 감기, 폐렴, 거담을 비롯해, 신장염, 류머티즘에 효과가 큰 명주인
선인장술

132 안색불량, 빈혈, 손발냉증, 피부에 광택이 없고 눈이 침침할 때 효과적인
숙지황술

134 부인 대하증, 설사, 코피가 멎지 않을 때 지혈, 이뇨, 진정 등에 효과적인
쑥술

136 탈모증, 변비, 소화불량, 요통, 월경불순, 진통, 구풍제 등으로 사용되는
아출술

138 강장보정, 건위정장, 손발냉증, 하퇴부가 저릴 때, 진통에 효과적인 명주
오가피술

140 만성 바이러스성 간염과 약물성 간염, 기억력 감퇴, 주의력 감퇴에 좋은
오미자술

142 위산분비억제, 위산과다의 위통, 손발의 통증에 탁월한 효과가 있는
오징어술

144 마른기침, 혀가 건조할 때, 자양강장, 허약체질, 병후 회복기에 효과적인
옥죽술

146 건망증, 건위, 진정, 불면, 신경쇠약, 정신불안, 병후 쇠약증에 효과적인
용안술

148 노인의 요각통, 무월경, 월경통, 관절동통, 손발 저림에 효과를 볼 수 있는
우슬술

150 발기부전, 허리와 다리의 냉통, 청력쇠약, 통변에 좋은 효과를 볼 수 있는
육종용술

152 발기부전, 유정, 조루, 무력, 권태, 기억력 저하, 노인성 치매 등에 좋은
음양곽술

154 산후의 생리이상, 일반 생리불순, 진정, 진통, 부인의 보건 약으로 유명한
익모초술

156 급성만성 신염, 방염, 이뇨, 해독, 건위, 정혈작용에 매우 효과적인
인동술

158 원기부족, 설사, 자주 피로를 느낄 때, 무기력한 체질의 개선에 효과적인
인삼술

160 간암, 간경화, 간흉, 간위, 백혈병 같은 난치병에 탁월한 효과가 있는 명주
자실술

162 복부냉증, 구토, 식욕부진, 복통, 소화불량, 딸꾹질 등에 효과가 있는 명주
정향술

164 동상, 진정, 최면, 건위, 정장, 부인병질환, 부종, 혈압강하 등에 효과적인
제비꽃술

166 신경통, 천식, 두통, 여성들의 허리냉증, 류머티즘, 진통, 해열에 효과적인
진달래술 (두견주)

168 식욕을 돋워주며, 오심, 헛배가 부른 증상, 구토증상에 효과적인 명주
진피술

동의보감 한방약술

약술은 우리들의 몸에 좋은 변화를 주도록 만든 술이므로 기호로 마시는 술과는 목적과 용도가 다르다. 약술은 기호음료의 역할을 할 뿐만 아니라 약으로도 쓰인다.

대화본초라는 책에는 "술은 조금만 먹어도 기혈을 고르게 하고 양기를 도우며 정신을 왕성하게 한다. 추위를 막고 근심을 없애며, 말을 유창하게 하고 뜻이 깊어지게 하는 백약의 장이다"라는 내용이 실려있다.

술은 백약을 잘 통솔하고 한 방향으로 약의 힘을 결집시키는 통솔자이다. 백약 가운데 가장 뛰어난 약이 아니라 백약을 이끌고 통솔하는 성질이 있다는 것을 나타낸 말이다. 이 성질을 잘 이용한 것이 바로 약술이라고 할 수 있다.

알코올과 가장 궁합이 잘 맞는 약재는 보약이다. 그래서 옛부터 강정, 강장, 허약체질 개선을 목적으로 약술이 많이 애용되었다.

약술은 기본적으로는 약과 같다. 모든 약은 용법과 용량이 정해져 있다. 그러므로 약술도 보통의 술이나 과실주처럼 마셔서는 안 된다. 약술은 생약으로는 적은 양의 성분이 함유되어 있지만 알코올과의 상승작용을 잊어서는 안 된다. 알코올의 힘이 가해지면 생각지 않은 약의 힘이 발휘되기 때문이다.

약술의 효과를 성급하게 기대하지 말고 꾸준히 복용하는 것이 약술 마시는 요령으로 제일이다.

약술은 먹어도 되는 사람과 먹으면 안 되는 사람이 있다. 또 병에 따라 마시면 좋은 경우와 마시면 안 되는 경우가 있다.

(1) 약술이 맞는 병, 증상

허약체질, 체력저하, 병후회복기, 노화, 위장허약, 식욕부진, 소화불량, 만성설사, 피로, 더위먹음, 성기능감퇴, 혈액순환장애, 요통, 냉증, 빈혈, 불면, 스트레스, 신경통, 갱년기장애등 주로 허증 한증의 병

(2) 약술이 맞지 않는 병, 증상

출혈성질환, 염증성질환, 발열성질환, 호흡기질환, 간염, 위염, 위궤양, 십이지장궤양, 췌염, 폐렴, 폐결핵, 신장병, 기관지염, 기관지천식, 폐기종, 대장염, 맹장염, 구내염, 치질, 고혈압, 통풍, 심장질환, 각종 암질환등 주로 실증, 열증의 병. 이중에서도 출혈성질환, 호흡기질환, 암에는 특히 금물이다.

병을 다스리는데 탁월한 효능이 있는

한방약술

허약체질, 식욕부진, 감기에 잘 걸리는
사람에게 효과적인

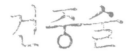

효능

작약이 중심이 되어 대추, 감초와의 상호작용으로 진통, 진경,
허약체질, 식욕부진, 감기등에 효능이 있다. 작약은 꽃이 아름다
워 원예용으로도 쓰이며, 뿌리는 진통, 복통, 월경통, 무월경, 토
혈, 빈혈, 타박상 등의 약재로 쓰인다.

제조법

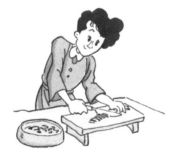

1. 준비한 재료를 잘게 썰어 용기
   에 넣고 소주를 붓는다. 밀봉하
   여 시원한 곳에 보관하면 된다.

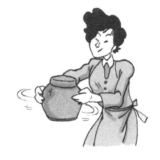

2. 처음 4~5일 동안은 침전을 막
   기 위해 매일 1회씩 용기를 가볍
   게 흔들어 줘야만 한다.

재료

계피 20g, 작약 30g, 대추 20g,
자감초 15g, 생강 10g, 소주 1000㎖,
벌꿀 50g

복용법

1회 20㎖, 1일 3회, 매 식전에 마신다.

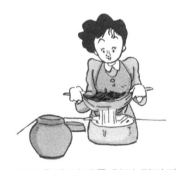

4. 생약건더기 1/5을 다시 넣고 밀봉하여 시원한 곳에 보관한다.

5. 1개월 후에 마개를 열어 윗부분의 맑은 술만 따라내고, 건더기는 천이나 여과지로 걸러낸 후 버리고 걸러진 술은 앞의 술과 합친다. 완성된 술은 달콤하고 부드러운 갈색을 띤다.

. 10일 후에 마개를 열어 건더기를 천으로 걸러내고 술은 다시 용기에 붓고 벌꿀을 넣는다.

무기력, 피로권태, 몸이 마르고 피부가
거칠어질 때, 식욕부진, 구갈 증엔

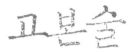

고본술

효능

몸이 마르고 피부에 탄력이 없거나, 목이타서 물을 많이 마시
고 몸에 힘이 없거나, 쉽게 피로해지고 식욕부진이거나, 영양불
량이거나, 무기력, 피로권태 등에 효과가 있다.

제조법

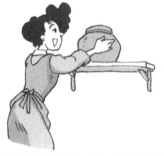

1. 준비한 생약을 가늘게 썰어 용
기에 담고 소주를 부어 밀봉한
후 시원한 곳에 보관한다.

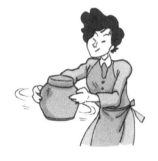

2. 처음 4~5일 동안은 침전을 막
기 위해 매일 1회씩 용기를 흔들
어 줘야만 한다.

재료

지황 25g, 숙지황 25g,

인삼 10g, 맥문동 20g,

천문동 20g, 소주 1000㎖,

설탕 100g, 과당 50g

복용법

1회 20㎖, 1일 3회, 식사 사이에 마신다.

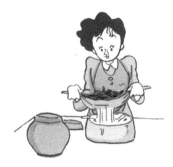

3. 10일 후 건더기를 천으로 걸러내고 술은 용기에 다시 붓고 설탕과 과당을 넣어 잘 저어 녹인다.

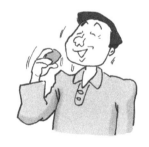

4. 여기에 생약 건더기 1/5을 다시 넣고 밀봉하여 시원한 곳에 보관한다.

정력 감퇴, 음위(성교불능), 무기력, 노후강장,
피로권태에 효과가 있는

구기 황정술

효능

허약체질에 과도한 성생활로 몸이 쇠약해지면서 피로권태,
안색불량, 정력 감퇴, 발기부전, 피부 등이 거칠어진 사람에게
효과적이다.

제조법

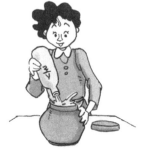

1. 잘게 쓴 황정과 재료에 소주를
   붓고 공기가 통하지 않게 밀봉
   하여 시원한 곳에 보관한다.

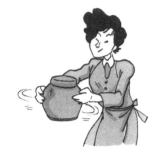

2. 처음 4~5일 동안은 침전을 막
   기 위해 매일 1회 정도 용기를
   흔들어 줘야만 한다.

재료

구기자 50g, 황정 50g,
소주 1000㎖, 설탕 100g,
벌꿀 80g, 미림 50㎖

복용법

1회 20㎖, 1일 2~3회, 매 식전 또는 식사사이에 마신다.

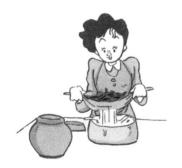

10일 후에 건더기는 천으로 걸러내고 술은 다시 용기에 붓고 설탕, 꿀, 미림을 넣는다.

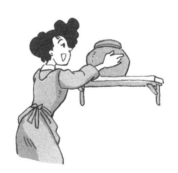

4. 여기에 생약건더기 1/5을 다시 넣고 밀봉하여 시원한 곳에 보관한다.

성기능 쇠약, 발기부전, 성교 후 권태감,
무력성 사정, 조루, 신경쇠약에는

독계산술

효능

허리와 배 밑 하반신의 쇠약을 막아 성기능을 촉진시키며, 발
기력을 높이고 온몸을 튼튼하게 하며, 정력을 왕성하게 해준다.
다시 말해 발기부전, 허리와 다리통증 등에 효과적인데, 예로부
터 성기능을 충실하게 하는 비약으로 손꼽히고 있다.

제조법

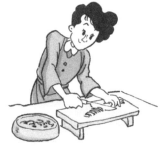

1. 육종용은 잘게 썰어 재료와 함
   께 용기에 넣고 소주를 붓는다.

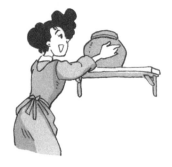

2. 그 다음 뚜껑을 밀봉하여 시원
   한 곳에 보관하면 된다.

재료

사상자 30g, 육종용 20g,

오미자 20g, 토사자 20g,

원지 20g, 소주 1000㎖,

과당 50g

복용법

1회 30㎖, 1일 2회, 공복에 마신다.

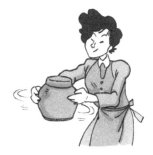

처음 4~5일 동안은 침전을 막기 위해 매일 1회씩 용기를 가볍게 흔들어 줘야만 한다.

4. 10일 후에 다시 건더기는 천으로 걸러내고 술은 다시 설탕과 과당을 넣어 잘 저어 녹여준 후 생약건더기 1/5을 다시 넣고 밀봉하여 시원한 곳에 보관한다.

5. 1개월 후 윗부분의 맑은 술만 따라내고 건더기는 천이나 여과지로 걸러 낸 다음 버리고 걸러진 술은 앞의 술과 합친다. 완성된 술은 독특한 감칠맛이 나는 흑갈색을 띤다.

식욕부진, 권태, 무력감, 복통, 구역질 등에
효과를 볼 수 있는

보온인삼술

효능

　권태, 복통, 구역질, 위가 차거나 기능이 약한 사람, 몸이 마르
고 안색이 좋지 않으면서 원기가 없고 식욕이 없는 사람에게 아
주 효과적이다.

제조법

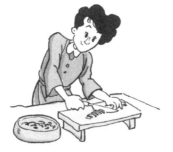

1. 생약을 잘게 썰어 용기에 넣은
　다음 소주를 붓고 밀봉하여 시
　원한 곳에 보관하면 된다.

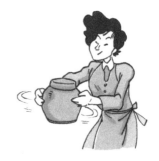

2. 처음 4~5일 동안은 침전을 막
　기 위해서 매일 1회 용기를 가볍
　게 흔들어 줘야만 한다.

재료

인삼 30g, 백출 30g, 자감초 30g,
마른 생강, 소주 1000㎖,
설탕 150g

복용법

1회 20㎖, 1일 2~3회, 매 식전에 마신다.

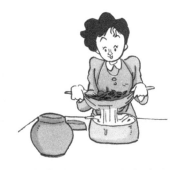

. 10일 후에 마개를 다시 열어 건
더기는 천으로 걸러 낸 다음에
설탕을 넣어 충분하게 녹인나.

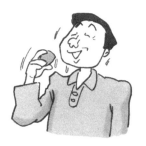

4. 여기에 생약건더기 1/5을 다시
넣어 밀봉한 다음에 시원한 곳
에 보관한다.

식욕부진, 만성피로, 감기에 잘 걸리는 체질에
효과적인

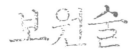

효능

기력을 보충하면서 소화흡수기능, 신진대사기능을 높이고 뇌
의 흥분작용을 늘리며 온몸의 기능을 개선시키는 효과를 볼 수
가 있다.

제조법

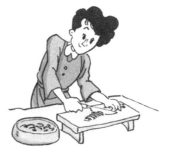

1. 준비한 생약을 잘게 썰어서 용
기에 넣고 소주를 부은 다음 밀
봉하여 시원한 곳에 보관한다.

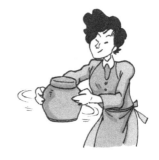

2. 처음 4~5일 동안은 침전을 막
기 위해 1일 1회 용기를 가볍게
흔들어 줘야만 한다.

재료

인삼 30g, 황기 40g, 자감초 15g,
계피 15g, 소주 1000㎖,
설탕 100g, 과당 80g

복용법

1회 20㎖, 1일 3회, 식전 또는 공복에 마신다.

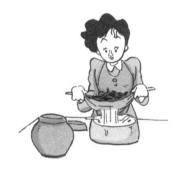

10일 후 건더기는 천으로 걸러
낸 다음 술은 다시 용기에 붓고
설탕과 과당을 넣어 녹여준다.

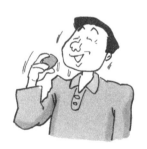

4. 여기에 생약건더기 1/5을 다시
   넣고 밀봉하여 시원한 곳에 보
   관한다.

강정강장, 성기능감퇴, 만성피로, 조루증에
매우 효과적인

산용술

효능

강정강장작용을 도우며 성기능의 감퇴와 만성피로를 비롯해 조루증에 좋은 효과를 거둘 수가 있다. 장기복용 할수록 강정효과가 더더욱 빛을 발한다.

제조법

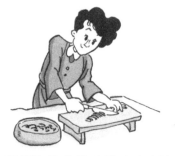

1. 재료를 얇게 썰어 구기자와 함께 넣어 소주를 부은 다음 밀봉하여 시원한 곳에 보관한다.

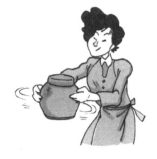

2. 처음 4~5일 동안은 침전을 막기 위해서 1일 1회 용기를 흔들어 줘야만 한다.

재료

산약 50g, 녹용 10g,
구기자 40g, 소주 1000㎖,
설탕 100g, 벌꿀 50g

복용법

1회 20㎖, 1일 2~3회, 식사사이에 마신다.

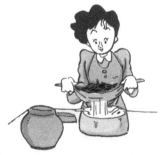

0일 후 천으로 건더기를 걸러
 다음에 술은 다시 용기에 붓
 설탕과 꿀을 넣어 녹인다.

4. 1개월 이상 지나면 윗부분의 맑
   은 술을 살짝 따라내고 건더기
   는 천이나 여과지로 걸러낸 다
   음 버리고 걸러진 술은 앞의 술
   과 합친다. 완성된 술은 적갈색
   의 독특한 향기와 맛을 띤다.

건망증과 무기력에 활기를 더해주고,
혈액순환과 눈병 및 응혈에 효과적인

삼지구엽초
여정자 절이자술

효능

정력을 강하게 하고 건망증을 예방하며, 간장과 신장을 보해
줘 눈을 밝게 하고 정력을 강화시키며, 근골을 튼튼하게 하여
허리와 무릎이 쑤시거나 불면증, 노인성 변비에 효과가 있다.

제조법

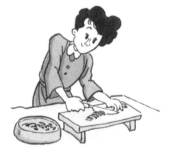

1. 생약을 용기에 넣고 소주를 부
어 공기가 통하지 않게 밀봉한
다음 시원한 곳에 보관한다.

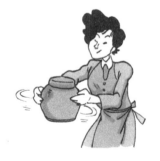

2. 10일 후 건더기는 천으로 모두
걸러내고 술에 벌꿀을 넣어 잘
흔들어서 충분하게 녹여준다.

재료

삼지구엽초 20g, 여정자 20g,
질이자 20g 소주 1800㎖,
벌꿀 150g

복용법

1회 20㎖, 1일 1회 마신다.

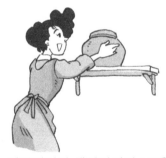

. 여기에다가 생약건더기 1/5을
다시 넣고 밀봉한 다음에 시원
한 곳에 보관하면 된다.

4. 2개월이 지난 후에 또다시 마개
를 열어 건더기는 천이나 여과
지로 걸러서 버리고 걸러진 술
과 앞의 술은 주둥이가 좁은 병
으로 옮겨 보관한다.

더위를 먹어 고생할 때, 무기력, 피로감,
숨 가쁜 증상에 효과적인

생맥술

효능

　몸속의 물이 빠져나가는 것을 방지하고, 자양강장효과와 구
갈해소, 과격한 운동이나 노동 후에 나타나는 피로감, 숨 가쁨,
여름에 더위를 타는 증상 에 좋은 효과를 거둘 수가 있다.

제조법

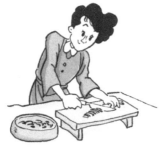

1. 인삼과 맥문동을 가늘게 썬 다
음 다른 재료와 함께 용기에 넣
는다.

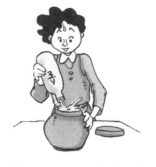

2. 그다음에 소주를 붓고 밀봉하여
시원한 곳에 보관하면 된다.

재료

인삼 30g, 맥문동 50g,
오미자 20g, 소주 1000㎖,
설탕 100g, 과당 100g

복용법

1회 30㎖, 1일 2회, 식전 또는 식사사이에 마신다.

처음 4~5일 동안은 침전을 막기 위해서 1일 1회 정도 용기를 가볍게 흔들어 줘야만 한다.

10일이 자나면 마개를 열어 건더기를 천으로 걸러내고 술은 다시 용기에 붓고 설탕과 과당을 넣어 잘 저어 충분하게 녹여준다. 여기에 생약건더기 1/5을 다시 넣고 밀봉하여 시원한 곳에 보관한다.

5. 1개월이 지난 후에 마개를 열어 윗부분의 맑은 술만 따라내고 건더기는 천이나 여과지로 거른 다음 버리고 술만 앞의 술과 합친다. 완성된 술은 새콤달콤한 맛이 나며 적갈색을 띈다.

간장과 신장을 튼튼하게, 빈혈, 허약체질을
다스리며 식욕을 증진시켜 주는

석곡 규나피
청상자술

효능

빈혈, 허약, 해열, 진통, 건위, 식욕증진, 강장, 강정 등에 효능
이 있으며 백내장에도 효과가 있다.

제조법

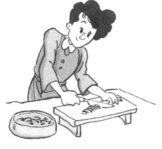

1. 청상자와 함께 잘게 쓴 재료에
   소주를 부어 밀봉한 다음 시원
   한 곳에 보관하면 된다.

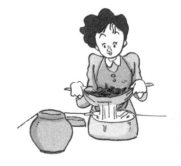

2. 10일 후 건더기를 천으로 걸러
   내서 버리고 걸러진 술은 다시
   용기에 붓는다.

재료

청상자 40g, 석곡 50g,
규나피 10g, 소주 1800㎖,
벌꿀 200g

복용법

1회 20~30㎖, 1일 1회 마신다.

벌꿀을 넣어 잘 흔들어서 충분
하게 녹여준 다음 생약건더기
1/5을 다시 넣고 밀봉하여 시원
한 곳에 보관한다.

4. 1개월이 지난 다음에 마개를 열
   어 윗부분의 맑은 술만 따라내
   고 건더기는 천이나 여과지로
   걸러낸 후 버리고 걸러진 술은
   앞의 술과 합친다. 완성된 술은
   약간 쌉쌀한 맛이 느껴진다.

성기능 감퇴, 발기부전, 조루, 하반신무력, 유정,
건망증, 신경쇠약 증상에

선령비술

효능

　신허로 인한 노인성 치매, 하반신 무력, 권태, 남성의 발기
부전, 조루, 여성의 불임증, 부정성기출혈, 백대하 등에 효과
가 있다.

─ 제조법 ─

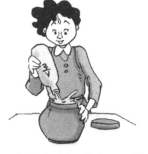

1. 준비된 생약을 썰어 소주를 붓
고 공기가 들어가지 않도록 밀
봉하여 시원한 곳에 보관한다.

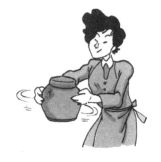

2. 처음 4~5일 동안은 침전을 막
기 위해 1일 1회 정도 용기를 가
볍게 흔들어 줘야만 한다.

재료

음양곽 50g, 육종용 30g,
복령 40g, 자감초 20g,
소주 1000㎖, 설탕 100g,
벌꿀 100g, 미림 50㎖

복용법

1회 20㎖, 1일 2회, 식전 또는 식사사이에 마신다.

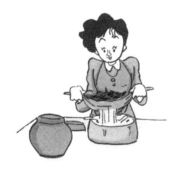

10일 후에 다시 마개를 열고 건더기는 천으로 걸러내어 버리고 걸러진 술은 다시 용기에 넣고

설탕과 벌꿀과 미림을 넣고 잘 저어 충분하게 녹인다. 여기에 생약건더기 1/5을 다시 넣고 밀봉하여 시원한 곳에 보관한다.

4. 1개월이 지난 후에 마개를 열고 남아있는 건더기를 천이나 여과지로 거른 다음 버리고 걸러진 술만 용기에 담는다. 완성된 술은 약간 쓴맛이 있고 짙은 흑갈색을 띤다.

자양강장작용, 노화예방, 정력강화, 피로회복과
함께 수명을 늘려주는 데는

효능

불로장수, 회춘의 명주로서 그 옛날 신선이 되고자했던 사람
들이 즐겨 마셨다는 명주이다. 특히 자양강장효과에도 뛰어나
누구든지 장기적으로 복용하여도 전혀 해가 없는 효과가 확실
한 술이다.

─ 제조법 ─

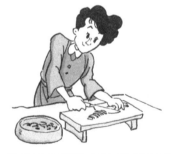

1. 구기자와 함께 잘게 썬 재료를
   용기에 넣고 소주를 붓고 밀봉
   하여 시원한 곳에 보관한다.

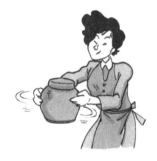

2. 처음 4~5일 동안은 침전을 막
   기 위해 1일 1회 용기를 가볍게
   흔들어 줘야만 한다.

재료

하수오 20g, 맥문동 20g, 지황 10g, 구기자 10g, 황정 10g, 천문동 5g, 박충 10g, 원지 5g, 연자 5g, 백출 5g, 지실 5g, 복령 5g, 소주 1000㎖, 설탕 100g 또는 벌꿀 100g

복용법

1회 20㎖, 1일 2~3회, 식전이나 식사사이에 마신다.

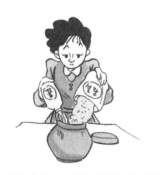

. 10일 후에 마개를 열어 건더기 를 천으로 걸러낸 다음 술에 설 탕과 벌꿀을 넣어 녹인다.

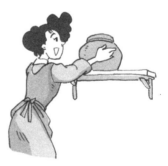

4. 여기에 생약건더기 1/5을 다시 넣은 다음 밀봉하여 시원한 곳 에 보관한다.

식욕부진 때 입맛을 돌게 하며 구역질과
소화불량과 건위작용에 효능 있는

소생진피술

효능

입맛이 없고 소화가 안 되며, 배가 아프고 토하거나 설사를
하거나, 습과 담이 있어 가슴이 두근거릴 때에 좋다.

제조법

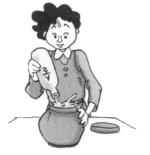

1. 재료를 잘게 썰어 용기에 넣은
   다음 소주를 붓는다.

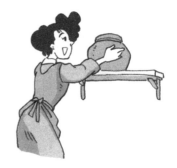

2. 용기는 공기가 통하지 않게 밀
   봉하여 시원한 곳에 보관하면
   된다.

재료

진피 50g, 생강 20g,
소엽 20g, 소주 1000㎖,
설탕 100g, 과당 80g

복용법

1회 20㎖, 1일 3회, 식사사이에 또는 식사 전에 마신다.

3. 처음 4~5일 동안은 침전을 막기 위해 1일 1회 용기를 흔들어 줘야만 한다.

4. 10일 후에 마개를 열어서 건더기를 천으로 걸러내어 버린 후에 술은 다시 용기에 붓고 설탕과 과당을 넣어 충분하게 녹인다. 여기에 생약건더기 1/5을 다시 넣고 밀봉하여 시원한 곳에 보관한다.

5. 1개월 후에 마개를 열어 다른 용기에 윗부분의 맑은 술만 따라내고 건더기를 천이나 여과지로 걸러서 버리고 걸러진 술은 앞의 술과 합친다. 완성된 술은 황갈색이며 향기와 약간의 쓴맛이 난다.

노화방지, 요통, 하반신무력증, 콜레스테롤예방과
혈관강화작용을 돕는

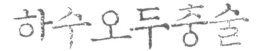

하수오두충술

효능

강장강정, 혈청콜레스테롤의 강하, 장의 운동을 촉진시켜 변
통을 평온하게 조절해주고, 지방이 혈관에 달라붙는 것을 방지
하여 동맥경화를 막는다. 또 피부의 가려움도 해소한다. 더구나
다리에 힘이 없고, 현기증, 빈뇨, 발기부전경향이 있거나, 여성
들의 임신 중 요통, 출혈, 유산방지에 효능이 있다.

제조법

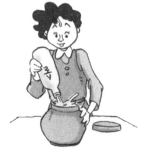

1. 재료를 가늘게 썰어 용기에 넣
고 소주를 붓는다. 밀봉하여 시
원한 곳에 보관하면 된다.

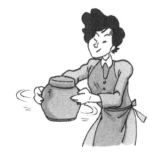

2. 처음 4~5일 동안은 침전을 막
기 위해 1일 1회씩 용기를 흔들
어 줘야만 한다.

재료

하수오 60g, 두충 40g,
소주 1000㎖, 설탕 100g,
과당 80g

복용법

1회 20㎖, 1일 2~3회, 식전이나 식사사이에 마신다.

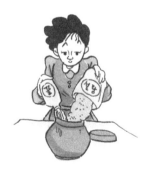

10일 후에 마개를 열어 건더기를 천으로 걸러내고 술에 설탕과 과당을 넣어 녹여준다.

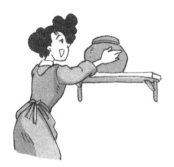

4. 여기에 생약건더기의 1/5을 다시 넣은 후에 밀봉하여 시원한 곳에 보관한다.

보혈과 조혈작용을 하며, 특히 피로회복에 좋은
효과를 볼 수 있는

산수유황궁술

효능

증혈, 혈액순환을 좋게 하고, 병후의 체력을 회복시키고 모든
열을 내려주며 피부를 곱게 해준다. 또 강정, 노화방지, 스태미
나를 증진시켜주고, 강정보혈, 진정, 진통 등에 효과를 거둘 수
가 있다.

제조법

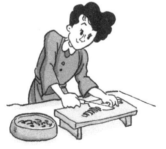

1. 준비된 재료를 용기에 넣고 소
   주를 부어 밀봉한 다음 시원한
   곳에 보관하면 된다.

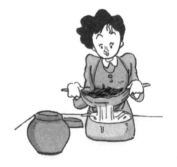

2. 2개월이 지난 다음에 마개를 열
   어 건더기를 천으로 걸러낸다.

재료

산수유 30g, 숙지황 20g, 생지황 20g, 건지황 10g, 천궁 30g, 소주 2000㎖, 벌꿀 30㎖

복용법

1회 20~30㎖, 1일 1회 마신다.

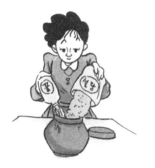

술은 다시 용기에 붓고 벌꿀을 넣어 잘 흔들어 충분하게 녹여 준다.

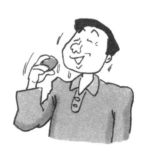

4. 이후 약 20일쯤 지나면 맛이 약간 달고 시며, 은은한 빛깔의 약술이 완성된다.

생리불순, 혈색불량, 빈혈, 강장, 미용에 효과적이며
혈액순환장애개선에

양귀비술

효능

혈액순환을 원활하게 하여 몸을 따뜻하게 하고 생리의 고통
을 줄여준다. 또 혈액순환장애를 개선하여 부인병을 없애고 피
를 늘려 혈색을 좋게 한다. 긴장을 풀고 마음을 편안하게 해주
기도 하며, 여성의 건강과 미용에도 아주 좋다.

제조법

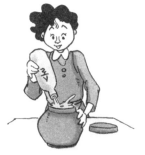

1. 홍화 및 국화와 함께 재료를 잘
게 썰어 용기에 넣은 다음에 소
주를 붓는다.

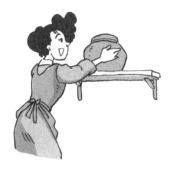

2. 뚜껑을 덮고 밀봉하여 시원한
곳에 보관하면 된다.

재료

당귀 15g, 작약 8g, 목단피 7g, 적복 8g, 용안 15g, 향부자 7g, 홍화 10g, 치자 5g, 박하잎 5g, 시호 5g, 국화 5g, 대추 10g, 소주 1000㎖, 설탕 150g, 벌꿀 80g

복용법

1회 20㎖, 1일 2~3회, 식전 또는 식사사이에 마신다.

처음 4~5일 동안은 침전을 막기 위해 1일 1회 용기를 가볍게 흔들어 줘야만 된다.

10일 후에 마개를 열고 건더기를 천으로 걸러내어 버린다. 술은 다시 용기에 붓고 설탕과 벌꿀을 넣어 잘 저어 충분하게 녹인다. 여기에 생약건더기 1/5을 다시 넣고 밀봉하여 시원한 곳에 보관한다.

5. 1개월이 지난 다음에 마개를 열어 윗부분의 맑은 술만 따라내고 남아있는 건더기를 천이나 여과지로 걸러낸 다음 걸러진 술은 앞의 술과 합친다. 완성된 술은 독특한 향기와 맛이 있고 흑갈색을 띈다.

노후보양, 식용부진 때 식욕을 돋워주며,
신체의 통증과 건망증을 없애주는

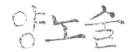

효능

　오랜 옛날부터 전해져오는 노화예방을 위한 약주로 위의 기
능을 활발하게 하고, 혈행을 촉진하고 몸을 따뜻하게 한다. 또
보양과 이수에 효과적이고 허리와 다리를 튼튼하게 해준다.

─── 제조법 ──────────────────

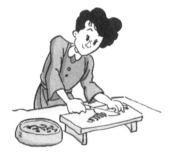

1. 오미자와 함께 잘게 썬 재료를
　용기에 넣은 다음에 25° 짜리 소
　주를 붓는다.

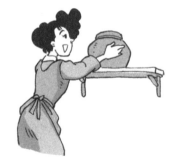

2. 뚜껑을 덮어 밀봉하여 시원한
　곳에 보관하면 된다.

재료

인삼 10g, 백출 10g, 우슬 10g, 복령 10g /오미자 5g, 천궁 10g, 당귀 10g, 작약 10g, 맥문동 10g, 진피 5g, 생강 5g, 소주 1000㎖, 설탕 100g, 벌꿀 100g

복용법

1회 20㎖, 1일 3회, 식전이나 식사사이에 마신다.

처음 4~5일 동안은 침전을 막기 위해 1일 1회 용기를 가볍게 흔들어 줘야만 한다.

10일 후에 마개를 열어 건더기는 천으로 걸러내고 술은 다시 용기에 붓고 설탕과 벌꿀을 넣고 잘 저어 충분하게 녹인다. 여기에 생약건더기 1/5을 다시 넣고 밀봉한 다음 시원한 곳에 보관한다.

5. 한 달이 지난 후에 마개를 열어 윗부분의 맑은 술을 따라내고 건더기를 천이나 여과지로 걸러낸 다음 버리고 걸러진 술은 앞의 술과 합친다. 독특하고 감칠맛 나는 흑갈색의 약술이 완성된다.

진정작용을 하고 불면증을 치료하며 초조감, 짜증
불안 신경증, 혈색불량엔

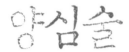

효능

  신경이 날카롭고 초조감, 짜증으로 마음이 안정되지 못한
사람들에게 최고의 효과를 볼 수가 있다. 이유가 없이 자주 피
로하고 무력감과 식욕부진증상이 있으며, 더구나 깊이 잠들지
못하고 꿈을 많이 꾸는 사람들에게 진정제로 사용하면 효과적
이다.

제조법

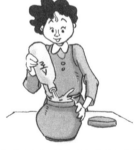

1. 잘게 부순 산조인과 함께 잘게
썬 재료를 용기에 넣어 소주를
붓는다.

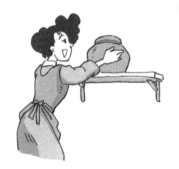

2. 뚜껑을 공기가 통하지 않게 밀
봉하여 시원한 곳에 보관하면
된다.

재료

인삼 10g, 백출 10g, 복령 20g, 용안육 20g, 산조인 20g, 원지 10g, 대추 10g, 소주 1000㎖, 설탕 100g, 과당 50g

복용법

1회 20㎖, 1일 3회, 아침저녁의 식전과 취침 전에 마신다.

주의

산조인은 항 혈압작용, 자궁흥분작용이 있어 임신 중에 먹어서는 안 된다.

3. 처음 4~5일 동안은 침전을 막기 위해 1일 1회 용기를 가볍게 흔들어 줘야만 한다.

4. 10일이 지난 후에 마개를 열어 건더기는 천으로 걸러내어 버리고, 술은 다시 용기에 부어서 설탕과 과당을 함께 넣어 잘 저어 충분하게 녹여준다. 여기에 생약건더기 1/5을 다시 넣고 밀봉한 다음 시원한 곳에 보관한다.

5. 약 1개월이 지난 후에 마개를 열어 윗부분의 맑은 술만 따라 내고 건더기는 천이나 여과지로 걸러낸 다음 버리고 걸러진 술은 앞의 술과 합친다. 완성된 술은 달콤하고 감칠맛이 나며 흑갈색을 띈다.

성기능 감퇴, 노인과 허약자의 발기부전,
조루증에 효과만점인

양위회춘술

효능

　오랫동안 복용하면 발기부전이 확실하게 치료된다. 따라서 노인과 허약자의 발기부전에 자주 이용되고 있다. 다시 말해 발기부전, 허리와 다리의 냉통 등에 효과적이고, 성기능을 충실하게 하는 비약으로도 손꼽힌다.

─ 제조법 ─

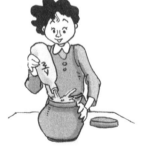

1. 잘게 썬 재료와 구기자와 파호지를 함께 용기에 넣고 소주를 붓는다.

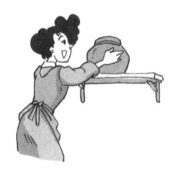

2. 뚜껑을 덮은 후 공기가 통하지 않게 밀봉하여 시원한 곳에 보관하면 된다.

재료

인삼 20g, 파극천 15g, 육종용 30g, 구기자 20g, 파호지 15g, 소주 1000㎖, 설탕 150g, 벌꿀 50g

복용법

1회 20㎖, 1일 2~3회, 식전 또는 식사사이, 공복에 마신다.

주의

파고지는 효능이 매우 따뜻해 원기가 좋고 몸이 뜨거운 사람은 피해야한다.

3. 처음 4~5일 동안은 침전을 막기 위해 1일 1회 용기를 흔들어 줘야만 한다.

4. 10일 후에 마개를 열어 건더기는 천으로 걸러내고 술은 다시 용기에 부은 다음 설탕과 벌꿀을 넣어 잘 섞어 충분하게 녹인다. 여기에 생약건더기 1/5을 다시 넣고 밀봉하여 시원한 곳에 보관한다.

5. 약 한 달 후에 마개를 열어 윗부분의 맑은 술만 따라내고 건더기는 천이나 여과지로 걸러낸 다음 버리고 걸러진 술은 앞의 술과 합친다. 완성된 술은 독특한 향기와 부드러운 맛을 낸다.

노후쇠약을 치료하고 강장, 강정작용을 하며,
피로회복에 효과가 뛰어난

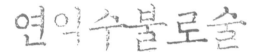

효능

중년 이후의 체력저하, 정력 감퇴, 만성피로, 식욕부진, 기력
의 쇠퇴 등과 같은 증상을 가진 사람들이 사용하면 강장회춘의
효과를 볼 수가 있다.

제조법

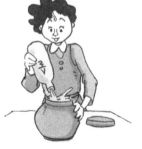

1. 잘게 썬 재료를 용기에 넣고 소
주를 붓는다.

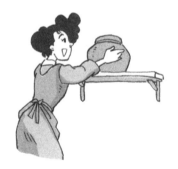

2. 그다음 뚜껑을 덮어 공기가 통
하지 않게 밀봉하여 시원한 곳
에 보관하면 된다.

재료

인삼 20g, 지황 30g, 하수오 30g, 맥문동 20g, 복령 10g, 소주 1000㎖, 설탕 150g, 과당 50g

복용법

1회 20㎖, 1일 2회, 식사 전이나 식사사이에 마신다.

침전을 막기 위해 처음 4~5일 동안은 1일 1회 용기를 가볍게 흔들어 줘야만 한다.

약 10일이 경과하면 마개를 열어 건더기를 천으로 걸러내고 술은 다시 용기에 붓고 설탕과 과당을 넣어 잘 저어 충분하게 녹여준다. 여기에 생약건더기 1/5을 다시 넣고 밀봉하여 시원한 곳에 보관한다.

5. 1개월 후에 마개를 열어 윗부분의 맑은 술만 따라내고 건더기는 천이나 여과지로 걸러낸 후 버리고 걸러진 술은 앞의 술과 합친다. 이런 과정을 거치면 독특하고 감칠맛을 지닌 흑갈색의 약술이 완성된다.

강장과 강정효과와 고혈압을 제압하고 스태미나를
증진시켜 주는

오가피 황정 만형술

효능

강장, 강정효과와 정력회복을 비롯해 고혈압과 스태미나증
진에 효능이 뛰어나다. 또 허리와 다리의 나른함과 통증, 다리
에 힘을 줄 수 없는 증상이나 혹은 가벼운 수종에 효과적이다.
간장이나 신장을 보호하고, 늑골을 강하게 하는 작용도 지니
고 있다.

제조법

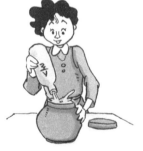

1. 준비된 생약을 용기에 넣고 소
주를 부은 다음에 뚜껑을 덮어
공기가 통하지 않게 밀봉한다.

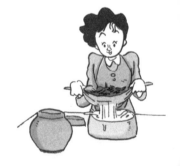

2. 약 10일 후에 마개를 열어 건더
기는 천으로 걸러내어 버린다.

재료

오가피 30g, 황정 40g, 만형자 30g, 소주 1800㎖, 벌꿀 200g

복용법

1회 20~30㎖, 1일 1~2회 마신다.

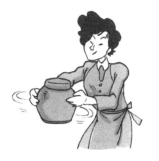

3. 걸러진 술은 다시 용기에 부어 벌꿀을 넣어서 잘 흔들어 충분하게 녹여준다.

4. 여기에 생약 1/5을 다시 용기에 넣고 밀봉하여 시원한 곳에 보관한다. 한달이 지난 후에 마개를 열어 윗부분의 맑은 술만 따라내고 건더기는 천이나 여과지에 걸러서 버리고 걸러진 술은 앞 술과 합친다.

우슬, 연육, 향부자 등의 상호작용으로
여성건강에 더없이 이로운 약술인

우향연육술

효능

 이뇨, 중풍, 강정, 관절염, 근육통, 자양강장, 건위정장, 진통, 두통, 월경불순 등에 효과가 좋다. 또 여성의 건강과 보건을 위한 약술이기도 하다. 노인의 보약으로 효과적이며, 쇠약해지는 정력을 되살리고 하반신의 기능을 강화하여 노인성 무력증에 효과적이다.

제조법

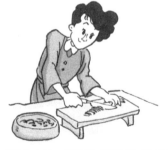

1. 향부자의 다갈색 뿌리와 줄기를 깨끗이 씻어서 말린 후 적당한 크기로 썰어둔다.

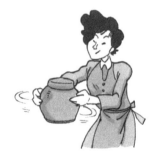

2. 연육은 흑갈색을 띠는데, 알맹이가 엷은 황갈색이며 약간 무거운 듯한 것이 품질이 좋다.

재료

향부자 30g, 연육 40g,
우슬 30g, 소주 1800㎖,
벌꿀 200g

복용법

일1회 20㎖, 1일 1회 마신다.

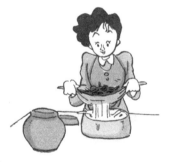

우슬은 굵고 황갈색이면서 연
한 것을 골라 살짝 씻어 물기를
뺀다.

4. 이 재료들을 용기에 넣고 소주
를 부어 밀봉한 다음 시원한 곳
에 보관하면 된다. 2개월이 지난
후에 마개를 열어 윗부분의 맑
은 술만 따라내고 건더기는 천
으로 걸러내어 버리고 걸러진
술은 다시 용기에 부어 꿀을 넣
어 충분하게 녹인다.

허약체질, 과로, 노화방지, 식욕증진에 탁월한
효과를 볼 수 있는

원지 오미자 대추술

효능

　신경안정과 진정, 빈혈, 불면, 강정, 강장, 진해, 자양 등에 좋
으며, 허약한 사람, 과로에 시달리는 사람, 노화방지, 식욕증진
에 탁월한 효과를 발휘한다. 이밖에 진정의 효과도 있어 가정에
상비주로 준비를 두어도 괜찮다.

제조법

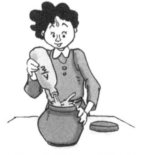

1. 준비한 재료를 용기에 넣고 소
　주를 붓는다.

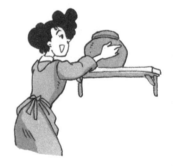

2. 그 다음 뚜껑을 덮어 공기가 통
　하지 않게 밀봉한 다음 서늘하
　고 그늘진 곳에서 보관한다.

재료

원지 30g, 오미자 30g,
대추 40g, 소주 1800㎖,
벌꿀 200g

복용법

1회 20~30㎖, 1일 1회 마신다.

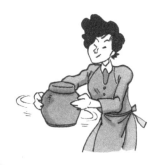

처음 3~4일 동안은 술의 침전
을 막아주기 위해서 용기를 흔
들어 줘야만 한다.

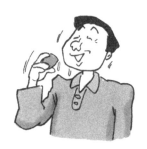

4. 이렇게 하여 2개월을 보관하면
포도주 빛의 약술이 완성된다.

월경이 불순, 거친피부, 손발저림, 산후조리에
좋은 효과를 볼 수 있는

익모사물술

효능

병으로 혈액순환이 잘되지 않고 정체된 증상과 그에 따라 생기는 증상을 개선시킨다. 혈액정체 때문에 생기는 월경주기의 연장, 월경양의 감소, 무월경 생리통 등에 효과가 있다.

─ 제조법

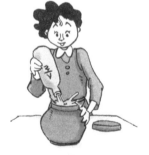

1. 잘게 썬 재료를 용기에 넣고 25˚
   짜리 소주를 충분하게 붓는다.

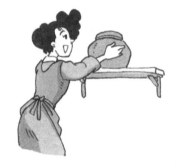

2. 그 다음 뚜껑을 덮은 후에 공기
   를 통하지 않게 밀봉하여 시원
   한 곳에 보관하면 된다.

재료

익모초 20g, 당귀 20g, 천궁 20g, 작약 20g, 소주 1000㎖, 설탕 100g, 벌꿀 100g

복용법

1회 20㎖, 1일 2회, 식사사이에 마신다.

주의

부정, 성기, 출혈 등 생리 이외의 출혈에는 사용하지 말아야 한다.

3. 침전을 막기 위해 처음 4~5일 동안은 1일 1회 용기를 가볍게 흔들어 줘야만 한다.

. 10일이 지난 후에 마개를 열어 건더기는 천으로 걸러내 버리고 술은 용기에 다시 붓고 설탕을 넣어 충분하게 녹인다. 그 다음 다시 꿀을 넣어서 잘 섞어준다.

5. 여기에 생약건더기 1/5을 넣고 밀봉하여 시원한 곳에 보관한다. 한달이 지난 후에 마개를 열어서 윗부분의 맑은 술만 따라내고 건더기는 천이나 여과지로 걸러내어 버리고 걸러진 술은 앞 술과 합친다. 완성된 술은 비교적 자극이 적고 진한 맛의 흑갈색을 띤다.

자양강장, 식욕부진, 피로권태, 노화예방,
위장쇠약증에 효능이 있는 명주

주공백세술

효능

보기, 보혈, 보신의 요소가 효과적으로 배합된 최고의 보양약
이라는 평가를 받고 있으며, 역대 왕후, 귀족들 대부분이 이 약
술을 애용했다.

── 제조법 ──

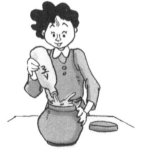

1. 잘게 썬 재료와 함께 구기자와
오미자는 용기에 넣은 다음에
25°짜리 소주를 붓는다.

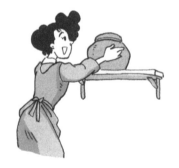

2. 그 다음은 뚜껑을 덮고 공기가
통하지 않게 밀봉하여 시원한
곳에 보관하면 된다.

재료

인삼 5g, 황기 10g, 백출 8g, 복령 8g, 산약 8g, 구기자 8g, 오미자 8g, 육계 (계피) 5g, 진피 5g, 당귀 8g, 천궁 8g, 작약 8g, 지황 10g, 숙지황 10g, 맥문동 8g, 귀판 10g, 방풍 8g, 강활 8g, 소주 1500㎖, 설탕 100g, 과당 100g, 벌꿀 50g

복용법

1회 20㎖, 1일 2~3회, 식전 또는 식사사이, 공복에 마신다.

침전을 막기 위해 처음 4~5일 동안은 매일 1회 용기를 가볍게 흔들어 줘야만 한다.

약 10일이 지난 후에 마개를 열어 건더기를 천으로 걸러내어 버리고 술은 다시 용기에 붓고 설탕과 과당, 벌꿀을 넣어 잘 저어 충분하게 녹인다. 여기에 생각건더기 1/5을 다시 넣고 밀봉하여 시원한 곳에 보관한다.

5. 1개월 후에 마개를 열어 윗부분의 맑은 술만 따라내고 건더기를 천이나 여과지로 걸러낸 다음 버리고 걸러진 술은 앞 술과 합친다. 완성된 술은 독특한 한약냄새와 맛이 어우러진 흑갈색을 띤다.

자양강장, 식욕부진, 피로권태, 노화예방, 허약체질,
위장 쇠약증에 유효한

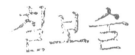

효능

노화예방, 피로회복, 무기력증, 노화로 인한 모든 증상을 효과
적으로 다스린다. 이처럼 예로부터 노화를 막고 머리가 희어지
는 것을 예방하는 명주로 전해져 왔다.

제조법

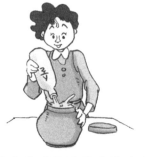

1. 잘게 썬 재료와 함께 구기자, 토
   사자, 파호지를 용기에 넣고 25°
   짜리 소주를 붓는다.

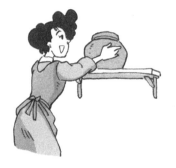

2. 그 다음 뚜껑을 덮어 공기가 통
   하지 않게 밀봉하여 시원한 곳
   에 보관하면 된다.

재료

하수오 40g, 파호지 20g, 복령 20g, 토사자 30g, 구기자 20g, 당귀 15g, 우슬 15g, 소주 1000㎖, 설탕 100g, 과당 80g

복용법

1회 20㎖. 1일 3회, 식사사이에 마신다.

3. 침전을 막기 위해서 처음 4~5일 동안은 1일 1회 용기를 가볍게 흔들어 줘야만 된다.

. 약 10일 후에는 마개를 열어 건더기를 천으로 걸러내어 버리고 술은 다시 용기에 붓고 설탕과 과당을 넣어 충분하게 녹여준다. 여기에 생약건더기 1/5을 다시 넣고 밀봉하여 시원한 곳에 보관한다.

5. 1개월이 지나면 마개를 열어 윗부분의 맑은 술만 살짝 따라내고 건더기는 천이나 여과지로 걸러내어 버리고 걸러진 술은 앞의 술과 합친다. 완성된 술은 독특한 감칠맛과 흑갈색을 띤다.

무력, 권태감, 원기부족, 만성피로, 혈색이 좋지 않은데 좋은 효과가 있는

팔진술

효능

만성소화질환 등으로 쇠약해진 기능과 영양상태가 부실한 경우에 특히 효과적이다. 또 중추신경을 흥분시켜 신진대사를 촉진하고 소화흡수를 개선한다. 그리고 자양강장, 진정, 진경, 월경조절에 탁월한 효능이 있다.

제조법

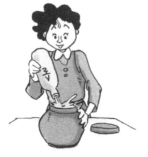

1. 재료를 잘게 썰어 용기에 넣고 25°짜리 소주를 붓는다.

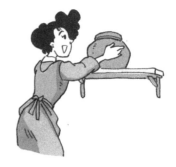

2. 뚜껑을 덮고 공기가 통하지 않게 밀봉하여 시원한 곳에 보관하면 된다.

재료

인삼 15g, 백출 15g, 복령 15g, 자감초 10g, 숙지황 10g, 당귀 10g, 천궁 10g, 작약 10g, 소주 1000㎖, 설탕 100g, 벌꿀 50g, 미림 50g

복용법

1회 20㎖, 1일 2~3회, 식전이나 식사사이에 마신다.

. 침전을 막기 위해 처음 4~5 일간은 1일 1회 용기를 가볍게 흔들어 줘야만 된다.

. 10일 후에 마개를 열어 건더기를 천으로 걸러내어 버리고 술은 다시 용기에 부은 후에 벌꿀과 설탕, 미림을 넣고 잘 저어 충분하게 녹인다. 여기에 생약건더기 1/5을 다시 넣고 밀봉한 다음 시원한 곳에 보관한다.

5. 1개월이 지나면 마개를 열어 윗부분의 맑은 술만 따라내고 건더기는 천이나 여과지로 걸러내어 버리고 걸러진 술은 앞의 술과 합친다. 완성된 술은 흑갈색의 독특한 향기를 낸다.

자양강장, 진정효과가 뛰어나며 스태미나증강에
이상적인 약술로 이름난

하수오용향술

효능

　노화방지, 강장강정효과, 용안육의 자양강장, 진정효과, 스태
미나증강에 가장 이상적인 약술이다. 간 기능의 손상을 막고 간
지질 함량을 높이며 간에 지방이 쌓이는 것도 막는다. 이밖에
발작증을 비롯하여 치과의 진통제나 딸꾹질에도 효과가 좋다.

─ 제조법 ─

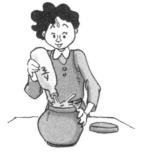

1. 하수오를 쌀알정도 크기로 만들
어 용안육과 정향에 섞어 용기
에 넣고 소주를 붓는다.

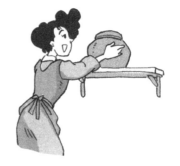

2. 그 다음 뚜껑을 덮어 공기가 통
하지 않게 밀봉한 후 시원한 곳
에 보관하면 된다.

재료

하수오 50g, 용안육 50g,
정향 10g, 소주 1800㎖,
벌꿀 200g

복용법

1회 20㎖, 1일 1~2회 마신다.

침전을 막기 위해 처음 4~5 일
간은 1일 1회 술을 가볍게 흔들
어 줘야만 된다.

10일 후 마개를 열어 위부분의
맑은 술을 따라내고 건더기는
천으로 걸러내어 버리고 걸러진
술은 앞의 술과 합쳐 다시 용기
에 붓고 벌꿀을 넣어 잘 흔들어
충분하게 녹여준다.

5. 여기에 생약건더기 1/5을 다시
넣고 밀봉하여 시원한 곳에 보
관한다. 약 한달이 지닌 후에 마
개를 열어 남아있는 건더기를
천이나 여과지로 걸러내고 복용
하면 된다.

강장작용을 하며, 근골을 튼튼하게 만들고,
정혈보온, 노화예방에 효과적인

하수오회춘술

효능

　남녀노소를 불문하고 마실 수 있는데, 특히 30세 이상의 부녀
자 또는 부부가 마시면 강장의 효과가 있다. 더구나 체력을 회
복시켜 주고 여성의 보건에도 효과적이다.

제조법

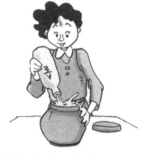

1. 잘게 썬 재료와 함께 구기자와
토사자를 용기에 넣고 25°짜리
소주를 부은 후 밀봉한다.

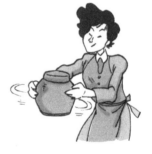

2. 침전을 막기 위해 처음 4~5일
동안은 1일 1회 술을 가볍게 흔
들어 줘야만 한다.

재료

하수오 30g, 당귀 15g,
구기자 15g, 토사자 15g,
연육 15g, 소주 1000㎖,
설탕 150g, 과당 50g

복용법

일1회 30㎖, 1일 2회, 식전 또는 공복에 마신다.

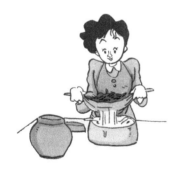

. 10일 후 건더기를 천으로 걸러
내고 술은 다시 용기에 붓고 설
탕과 과당을 넣어 녹여준다.

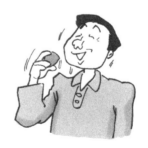

4. 여기에 생약건더기 1/5을 다시
넣고 밀봉하여 시원한 곳에 보
관한다.

우울증, 초조감과 짜증 그리고 복통, 트림, 오심,
가슴의 통증에 효과적인

행기회생술

효능

습이 성해서 비장이 제 기능을 발휘하지 못할 때 나타나는 식
욕부진, 구토, 설사 등에 좋다. 이질, 담음, 수종, 유행성감기, 풍
한습비, 야맹증 등에도 효과가 있다. 또 복부나 가슴이 답답하
고 당길 때, 피로감을 자주 느끼는 증상에도 효능이 뛰어나다.

제조법

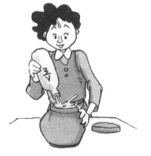

1. 잘게 썬 생약을 용기에 넣고
   25°짜리 소주를 부은 다음에 공
   기가 통하지 않게 밀봉한다.

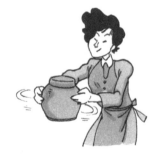

2. 침전을 막기 위해 처음 4~5일
   간은 1일 1회 술을 가볍게 흔들
   어 줘야만 한다.

재료

향부자 25g, 천궁 25g,
창출 25g, 소주 1000㎖,
설탕 100g, 과당 80g

복용법

1회 20㎖, 1일 2~3회, 식전이나 식사사이에 마신다.

10일이 지나면 마개를 열어 건더기는 천으로 걸러내어 버리고 걸러진 술은 앞의 술과 합쳐서 다시 용기에 붓고 설탕과 과당을 넣어 충분하게 녹여준다. 여기에 생약건더기 1/5을 다시 넣고 밀봉하여 시원한 곳에 보관한다.

4. 약 1개월 후에 개봉하여 윗부분의 맑은 술만 용기를 기울여 따라내고 건더기는 천이나 여과지로 걸러낸 후 버리고 걸러진 술은 앞의 술과 합친다. 완성된 술은 적갈색의 독특한 맛을 낸다.

복부팽만감, 구풍, 오심, 식욕부진, 건위,
소화불량 등에 효과적인

회향후박술

효능

위액의 분비를 촉진시켜 소화력을 증강시키고, 복부팽만을
해소시키고 변통을 조절하여 장의 내용물이 부패나 발효되어
가스가 생기는 것을 막아준다.

제조법

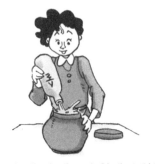

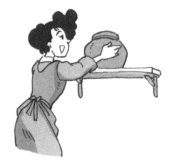

1. 가늘게 썬 재료와 함께 소회향
   을 용기에 넣고 30°짜리 소주를
   붓는다.

2. 공기가 통하지 않게 밀봉하여
   시원한 곳에 보관한다.

재료

소회향 35g, 후박 40g, 생강 25g, 소주 1000㎖, 설탕 100g, 과당 80g

복용법

1회 20㎖, 1일 2~3회, 식전이나 식사사이에 마신다.

처음 5일간은 침전을 막기 위해 1일 1회 용기를 가볍게 흔들어 줘야만 한다.

10일 후에 마개를 열어 건더기는 천으로 걸러낸 다음 버리고 걸러낸 술과 앞의 술을 합쳐서 다시 용기에 붓는다. 설탕과 과당을 넣어 충분하게 녹인다.

5. 여기에 생약건더기 1/5을 넣고 시원한 곳에 보관한다. 1개월이 지나면 마개를 열어 윗부분의 맑은 술만 용기를 기울여 따라내고 나머지 술은 천 또는 여과지로 걸러 앞의 술과 합친다. 온성된 술은 향기와 신맛이 나며 갈색을 띈다.

강장, 이뇨, 각혈, 피로회복, 식욕증진, 전신안정,
안면에 효과가 뛰어난

천문동술

효능

전신을 강건하게 하며 호흡기관을 튼튼하게 해준다. 강장, 이
뇨, 각혈, 피로회복, 식욕증진, 전신안정, 안면에 효과가 뛰어나
다. 또 신경을 진정시키는 작용이 있어 심복결기증세를 치료하
고, 심장을 강하게 하여 신체경락을 순환시키는 효능이 있어 순
환기질환에 효과적이다.

제조법

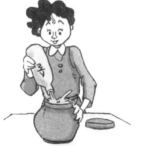

1. 생약 천문동을 추말을 내어 용
   기에 넣은 후에 그 양의 5배정도
   의 소주를 부어 밀봉한다.

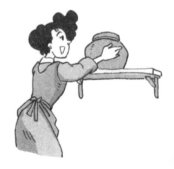

2. 약 3개월이 지나면 술이
   익는다.

재료

천문동 적당량, 소주 준비한 재료의 5배

복용법

그냥 마셔도 좋고 기호에 맞추어 꿀이나 설탕을 가미하는 것
도 좋다.

주의

천문동은 생으로는 사용하지 않고 잘 말려서 사용해야 한다.

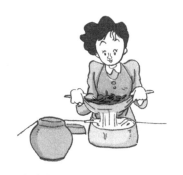

찌꺼기는 그대로 두고 사용하는
것이 좋다.

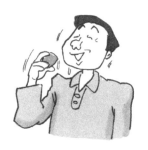

3. 약간의 풀냄새와 조금 쌉쌀하고
   은은한 맛을 내는 고풍스러운
   약술이 완성된다.

피로회복, 최면, 건위, 이뇨, 정장, 해열,
식욕증진 등에 그 효능이 뛰어난

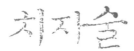

효능

피로회복, 최면, 건위, 이뇨, 정장, 해열, 식욕증진 등에 그 효
능이 뛰어나며 특히 코피가 날 때 치자를 태운 재를 콧구멍에
붙여놓으면 멈춘다.

── 제조법 ──────────────

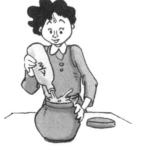

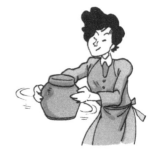

1. 재료를 용기에 넣고 소주를 부
   어 밀봉한 다음 시원한 곳에 보
   관한다.

2. 꽃술은 2개월 정도 지나면 엷은
   황색을 띤다.

재료

치자 열매나 꽃 500g, 소주 1800㎖

복용법

꽃술은 향기가 뛰어나게 높고, 열매 술은 색깔이 아름답다. 열매 술은 쌉쌀한 맛이 강하기 때문에 감미료를 첨가해서 마시면 좋다.

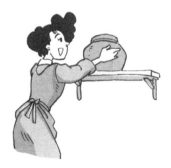

열매는 4개월 정도 지나면 등황색으로 익는데, 익지 않은 열매는 녹색이 섞인 갈색을 띤다.

4. 꽃술은 2개월에, 열매 술은 4개월이 지난 후에 건더기를 천이나 여과지로 걸러낸다. 열매 술은 맑은 술을 떠내고 한 번 더 소주를 부어 시원한 곳에 5개월 이상 보관한다.

초기에 걸린 감기, 발한, 해열, 정장 등에
효과가 큰 약술

효능

요통과 토혈이 그치지 않을 때 마시면 쉽게 그치고, 미역을 먹고 체했을 때 갈근을 진하게 달여 마시면 돈다. 또 초기에 걸린 감기, 발한, 해열, 정장 등을 비롯해 당뇨병에도 좋다.

── 제조법 ──

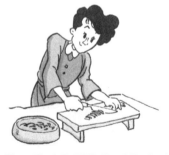

1. 굵고 두꺼운 갈근을 깨끗이 씻어 5cm길이로 토막을 내고, 또 5cm두께로 잘라 말린다.

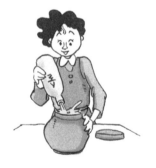

2. 이 재료를 용기에 넣고 소주를 붓는다.

재료

칡 1kg, 소주 3~6 ℓ

복용법

용량이 정해져 있지는 않지만 지나치지 않도록 한다. 제 맛으로 마셔도 좋지만 꿀을 가미하면 더욱 향기로운 약술이 된다. 산미가 적으므로 모과술과 매실술과 함께 섞으면 더욱 마시기 쉽고 맛도 좋다.

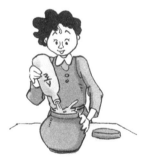

. 칡근은 소주를 빨아들이기 때문에 나중에 소주를 더 넣어도 무방하다.

4. 3개월쯤 지나면 술이 익는데, 짙은 커피색의 달콤하고 갈근 특유의 향내가 나는 약술이 완성된다.

5. 맑은 술은 천이나 여과지로 걸러 떠내고 한 번 더 소주를 부어 밀봉하여 오래도록 저장하면, 첫 번째 술보다 순하고 진귀한 칡술을 얻을 수가 있다.

요통, 하반신무력, 유정, 조루, 강정, 강장작용을 도
와주는 약술인

토사지술

효능

　노화로 인한 장기의 기능약화로 몸이 쇠약한 경우와 체력의
부족을 보충하고 정력을 활발히 해줄 때 좋다. 하반신의 모든
기능이 약해져 힘이 없고 음위의 경향이 있을 때 효과적이다.
또 식욕부진과 설사기가 있는 사람의 강장에도 적합하다.

제조법

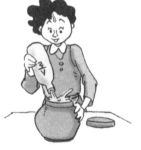

1. 토사자를 용기에 넣은 다음에
   25°짜리 소주를 붓는다. 공기가
   통하지 않도록 밀봉한다.

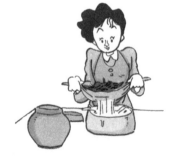

2. 1주일 후에 마개를 열어 윗부분
   의 맑은 술은 따라내고 건더기
   를 천으로 거른다.

재료

토사자 150g,
소주 1000㎖,
설탕 150g,
과당 50g

복용법

1회 20㎖, 1일 2~3회 식전 또는 식사사이에 마신다.

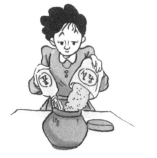

. 설탕을 넣어 녹이고 미림을 가
해 섞는다.

4. 여기에 생약 건더기를 1/5을 다
시 넣고 밀봉한 다음 시원한 곳
에 보관한다.

5. 1개월 후에 마개를 열어 건더기
를 천이나 여과지로 거른 후 술
만 보관하며 된다. 완성된 술은
갈색의 약간 매운 맛을 낸다.

자양강장, 익정보혈, 혀약체질, 요각권태무력,
조기노화, 울증에 효과적인

하수오술

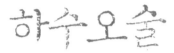

효능

  강장강정, 혈청콜레스테롤에 대한 강하작용, 장의 운동을 촉
진시켜 변통을 평온하게 조절해주고 지방이 혈관에 달라붙는
것을 방지하여 동맥경화를 막아준다. 이밖에 피부의 가려움도
해소한다

─ 제조법 ─

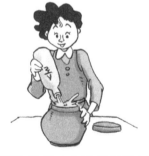

1. 잘게 썬 하수오를 용기에 넣고
   25°짜리 소주를 부어 밀봉하여
   시원한 곳에 보관하면 된다.

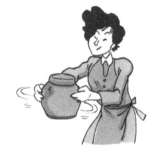

2. 침전을 막기 위해 1일 1회정도
   가볍게 술을 흔들어 줘야만 한다.

재료

하수오, 150g,

소주 1000㎖,

설탕 50g, 과당 50g

복용법

1회 20㎖, 1일 2회, 아침. 저녁의 식사 전이나 사이에 마신다.

10일 후에 마개를 열어 건더기는 천이나 여과지로 거른 다음 버리고 걸러진 술은 앞의 술을 합쳐서 용기에 붓고 설탕과 과당을 가미하여 녹인다.

여기게 생약찌꺼기 1/10을 다시 용기에 넣고 밀봉하여 시원한 곳에 보관한다.

5. 약 1~2개월 후 마개를 열고 용기를 가볍게 기울여 윗부분의 맑은 술만 따라 낸 다음 나머지는 천이나 여과지로 걸러서 찌꺼기는 버리고 걸러진 술은 앞의 술과 합친다. 완성된 술은 적갈색의 독특한 향기와 약간 씁쓸하고 떫은 맛이 감돈다.

자양강장, 음위, 성기능감퇴, 만성피로,
아랫도리의 쇠약, 양노 등에 좋은

합개술

효능

정력을 높일 뿐만 아니라, 신허에 의한 요통이나 불면증에
도 효력이 매우 좋다. 남성 호르몬과 비슷한 작용이 있어 최음
효과를 나타낸다. 간을 보호해주기 때문에 피로와 해소도 치
료한다.

제조법

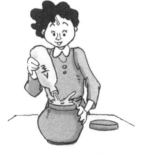

1. 합개를 잘게 부숴 용기에 넣고
   30°짜리 소주를 붓는다.

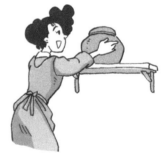

2. 공기가 통하지 않게 뚜껑을 밀봉
   하여 시원한곳에 보관하면 된다

재료

합개 100g, 소주 1000㎖, 설탕 100g, 과당 50g

복용법

1회 20㎖, 1일 2~3회, 식사사이에 마신다. 약간 동물성냄새
가 나기는 하지만 브랜디나 진을 조금 넣으면 먹기가 좋다.

. 2주일 후에 마개를 열어 술을
천으로 거른 후에 다시 그 술을
용기에 넣어 설탕과 과당을 넣
어 충분하게 녹인다. 이때 거르
고 남은 생약찌꺼기의 일부를
다시 넣고 밀봉하여 시원한 곳
에 보관한다.

4. 2개월 이상 지나면 나머지 건더
기를 여과지로 거른 후에 버리고
술만을 따라내면 된다. 완성된
술은 독특한 맛을 지니고 있다.

부인의 강장, 생리통, 무월경, 생리불순,
냉증을 다스리는 효과적인 약술

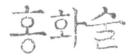

효능

  부인의 강장, 생리통, 무월경, 생리불순, 냉증 등에 효과가 있
다. 이밖에 콜레스테롤과다에 의한 동맥경화증의 예방과 치료
에 좋다. 특히 홍화를 물에 넣어 황색소를 녹여낸 다음 물에 잘
씻어서 잿물에 담그면 홍색소가 녹아서 나온다. 여기에 초를 넣
어서 침전시킨 것을 연지로 사용하였으며 천과 종이에 염색도
하였다.

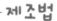

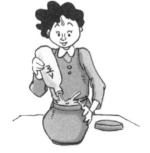

1. 홍화를 그대로 용기에 넣은 다
음 25°짜리 소주를 붓는다.

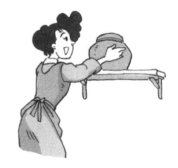

2. 그 다음 공기가 통하지 않게 밀
봉하여 시원한 곳에 보관하면
된다.

재료

홍화 50g, 소주 1000㎖, 설탕 100g, 벌꿀 100g

복용법

1회 20㎖, 1일 2~3회, 식전이나 또는 식사사이마다 마신다.

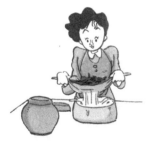

10일 후에 마개를 열어 건더기를 천이나 여과지로 걸러낸다. 술은 다시 용기에 붓고 설탕과 벌꿀을 넣어 충분하게 녹인다.

4. 여기에 생약찌꺼기 1/10을 다시 넣고 밀봉하여 시원한 곳에 보관한다. 1개월이 지나면 건더기를 천이나 여과지로 거른다. 완성된 술은 적갈색의 독특한 맛을 지니고 있다.

자양강장, 지한, 이뇨, 류머티스성관절염,
견관절 주위염, 부종에 효과적인

황기술

효능

중추신경계를 흥분시켜 성호르몬과 비슷한 작용을 하며, 단백뇨를 치료하는 효과가 있다. 혈관확장작용도 있어 혈액순환장애를 개선시키므로 피로성 심장쇠약에 사용된다. 남녀노소를 불문하고 원기를 회복시켜주고 강화해준다. 목소리에 힘이 없고 무력감이 있으며, 자주 피로를 느끼는 체질에 적합하다. 그리고 이뇨작용을 하기 때문에 관절이나 몸에 부종이 있는 사람에게 효과적이다.

제조법

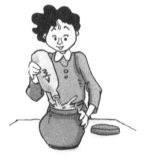

1. 잘게 부순 황기를 용기에 넣고, 20°짜리 소주를 부은 다음 밀봉하여 시원한 곳에 보관한다.

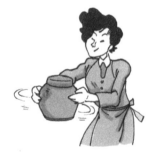

2. 침전을 막기 위해 1일 1회 정도 용기를 흔들어 줘야만 한다.

재료

황기 150g,
소주 1000㎖,
설탕 50g,
과당 50g

복용법

1회 30㎖, 1일 2회,
아침. 저녁의 식전이나 식사사이에 마신다.

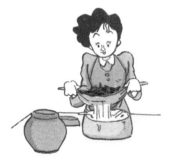

10일 후에 마개를 열고 건더기를 천이나 여과지로 거른다.

4. 이렇게 걸러낸 술을 다시 용기에 붓고, 여기에다가 생약찌꺼기 약1/10을 다시 용기에 넣는다. 이때 설탕과 과당을 넣어 잘 저은 다음 밀봉하여 시원한 곳에 보관한다. 이때 브랜디 10㎖를 추가시키면 향기가 더욱 좋아진다.

자양강장, 허약체질, 자주 피로가 올 때,
병후 회복기에 효과적인 약술

황정술

효능

자양강장제로서 폐를 보하고 뼈와 근육을 튼튼하게 하며, 흰 머리를 검게 하고 추위에 내성을 길러주며, 안색을 좋게 하여 장수한다고 한다. 그래서 민간에서는 황정(둥굴레)으로 떡을 만들어 먹거나 술을 빚어 마시면 무병장수한다고 했다. 또 병후 몸이 쇠약해졌거나 영양이 불량할 때도 효과가 있다.

제조법

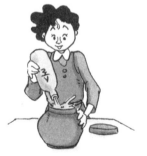

1. 황정을 잘게 썰어 용기에 담고 25°짜리 소주와 미림을 함께 붓는다.

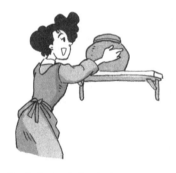

2. 공기가 통하지 않게 밀봉하여 시원한 곳에 보관하면 된다.

재료

황정 150g, 소주 1000㎖, 설탕 100g, 미림 50㎖

복용법

1회 20㎖, 1일 2회, 아침. 저녁으로 공복에 마신다.

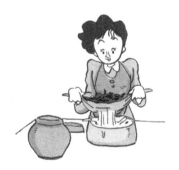

7일이 지나면 마개를 열고 천으로 거른 다음 술은 용기에 다시 붓는다.

4. 이때 생약의 1/10을 다시 술 속에 넣고 설탕을 가미하여 녹인 후 다시 밀봉하여 시원한 곳에 보관한다. 1개월 후에 마개를 열고 윗부분의 술만 따라낸 다음 나머지 술은 여과지로 거른 후 앞의 술과 합친다. 완성된 술은 흑갈색의 독특한 향기를 낸다.

거풍과 통기에 효능이 있어 중풍, 안면 신경마비,
산통, 요통 등에 적합한

개다래술

효능

거풍과 통기에 효능이 있어 중풍, 안면 신경마비, 산통, 요통
등을 비롯해 피로, 진통, 냉통에 효과적이다. 또 신경통을 다스
리며 강심, 강정, 강장작용을 하고 쾌면을 돕는다.

제조법

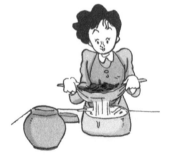

1. 개다래를 깨끗이 씻어 물기를
완전히 제거한다.

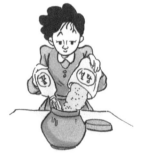

2. 용기에 개다래, 소주, 설탕을 넣
고 밀봉한 다음 시원한 곳에 보
관하면 된다.

재료

개다래나무의 열매 500g, 소주 1800㎖, 얼음과 설탕 5~20g

복용법

용량은 제한이 없지만 지나치지 않도록 한다. 다른 술과 칵테일을 하거나 벌꿀 등을 타서 마시면 맛이 더더욱 좋아진다.

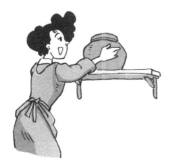

오래 숙성시킬수록 맛있는 술이 된다.

4. 약재상에서 말린 것을 살 경우 에는 100~150g 정도가 적당하 다. 씁쓸한 맛과 독특한 향기를 지닌 우아한 노란색 약술이 완 성된다.

자양강장, 허약체질, 무력감, 체력회복, 현기증,
허리와 무릎통증에 좋은

구기술

효능

　자양강장, 허약체질, 무력감, 체력회복, 현기증, 허리와 무릎
통증에 좋은 효과를 볼 수 있다. 또 해열과 만성간염, 간경변에
효과적이다.

제조법

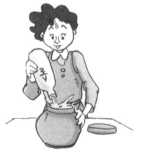

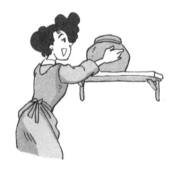

1. 구기자는 가능하면 선홍색을 띤
   것으로 고른 후 용기에 넣은 다
   음 25°짜리 소주를 붓는다.

2. 공기가 통하지 않게 밀봉하여
   시원한 곳에 보관하면 된다.

재료

구기자 150g,

소주 1000㎖,

설탕 100g,

미림 50㎖,

벌꿀 30㎖

복용법

1회 20㎖, 1일 2회, 아침. 저녁으로 식사 전이나 또는 식사사이에 마신다.

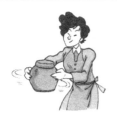

침전을 막기 위해 처음 5일간은 1일 1회 정도 용기를 가볍게 흔들어 준다.

2주일이 지나면 마개를 열고 술을 천으로 거른다.

5. 이 술을 용기에 다시 담은 후 설탕과 미림고 벌꿀을 넣어 충분하게 녹인다. 여기에 구기자 찌꺼기 1/5을 다시 용기 속에 넣고 밀봉하여 시원한 곳에 보관한다.

6. 1개월 후에 마개를 열어 윗부분의 술만 살짝 따라내고, 남은 술은 천이나 여과지를 통해 거른다. 완성된 술은 적갈색을 띄고 맛 또한 좋다.

피로회복, 감기, 강장, 피부미용, 식욕증진,
불면증에 효과적인 명주

귤술

효능

    귤은 비타민 C와 신맛의 구연산, 단맛의 과당이 풍부하다. 귤
의 단 성분은 간을 윤택하게 하고, 신 성분은 담을 모이게 한다.
따라서 피로회복, 감기, 강장, 피부미용, 식욕증진, 불면증에 효
과적이다.

─── 제조법 ───────────────

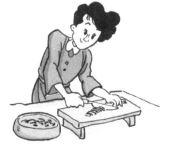

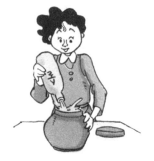

1. 깨끗이 씻어 물기를 닦은 귤 5
개는 껍질째 둥글게 두 쪽이나
네 쪽으로 썬다.

2. 나머지 5개는 껍질을 벗겨 둥글
게 두 쪽으로 썰어 용기에 넣고
소주를 붓는다.

재료

굴 10개, 소주 1800㎖

복용법

정해진 용량은 없지만 지나치지 말아야 한다. 귤주는 달고 새
콤한 맛인데 기호에 따라 감미료를 가감하는 것도 좋다.

주의

농약문제뿐만 아니라 껍질에 왁스처리를 하는 경우가 많기
때문에 과실용 합성세재로 충분히 씻어 왁스와 세제가 남아있
지 않게 한다.

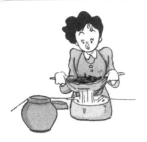

완전히 익을 때까지는 약2 개월
이 걸리는데 1개월쯤 지나 뚜껑
을 열어보고 향과 쓴맛이 지나
치면 껍질 있는 귤을 건져내어
즙을 짠다.

4. 다시 2개월쯤 지나면 색깔은 종
류에 따라 엷은 레몬색이나 호
박색을 띄는데, 향기와 산미가
아주 적당한 약술이 된다. 오래
보존하고자 할 때는 찌꺼기를
체에 걸러내고, 여과지로 걸러
내어 주둥이가 좁은 병에 옮겨
서늘한 곳에 보관한다.

발기부전, 불임증, 신경쇠약과 병후의 쇠약, 허약체질 등에 매우 효과적인

녹용술

효능

보정강장약으로 쓴다. 강장강정효과가 높다는 평가를 받고 있다. 심장의 박동수를 늘리고, 심박출량을 증가시키는 강심효과와 발육, 성장을 촉진시키는 작용을 한다. 증혈작용, 생식기능을 흥분시키는 작용이 있기 때문에 발기부전이나 불임증에도 좋다. 신경쇠약과 병후의 쇠약, 허약체질 등 일반적인 쇠약에도 강장의 효과를 발휘한다.

제조법

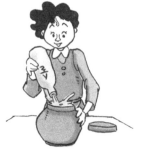

1. 얇게 썬 녹용을 용기에 넣고 30˚ 짜리 소주를 붓는다. 그 다음 공기가 통하지 않도록 밀봉한다.

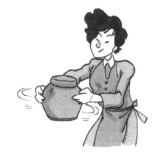

2. 침전을 막기 위해 1일 1회 용기를 가볍게 흔들어 줘야만 한다.

재료

녹용 20g, 소주 1000㎖,
설탕 100g, 과당 50g

복용법

1회 20㎖, 1일 2회, 아침. 저녁 식사하기 전에 마신다.

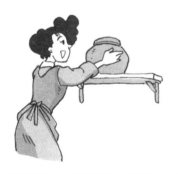

10일 후 마개를 열어 설탕과 과
당을 넣고 녹인 후에 또다시 밀
봉하여 시원한 곳에 보관한다.

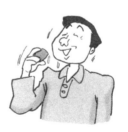

4. 2개월 이상이 지나면 마개를 열
어 천이나 여과지로 술을 거른
다. 갈색의 독특한 향기를 지닌
약술이 완성된다.

피로회복, 강정, 강장, 보혈, 불면증, 건위, 정장에 뛰어난 효과가 있는

다래술

효능

자양강장, 미용, 피로회복, 병후의 기력회복, 식욕증진, 진통에 좋고 특히 심한 갈증을 그치게 한다. 또 담석을 누르고 방광에 결석이 막혀서 나타나는 열까지 내려준다.

제조법

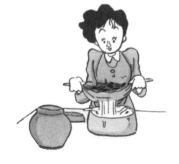

1. 다래를 깨끗이 씻은 후에 물기를 완전히 제거한다.

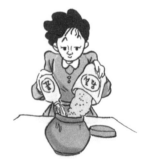

2. 다래를 용기에 넣고 소주를 부은 다음 얼음과 설탕을 넣는다.

재료

다래 400g, 소주 1800㎖, 얼음과 설탕 5~20g

복용법

용량은 제한이 없지만 지나치지 않도록 한다.

주의

다래를 많이 먹으면 비와 위가 냉해져 설사가 오기 때문에 주의해야 한다.

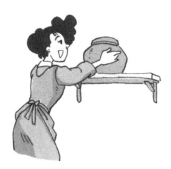

공기가 통하지 않게 뚜껑을 밀봉하여 시원한 곳에 6개월 이상 보관하여 숙성시킨다.

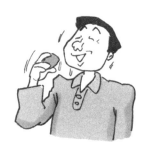

4. 이런 과정을 거친 후에 황금색을 띤 호박색의 새콤하고 달착지근한 약술이 완성된다.

피로회복, 산후회복, 진정, 보혈, 기타 부인병,
식욕증진에 뛰어난 약술인

당귀술

효능

　자궁의 기능을 조절하는 일을 하기 때문에 부인병에 많이 사
용되고 있다. 정유에는 진정, 진통효과가 있어 동계, 불면, 정신
불안에도 쓰인다.

제조법

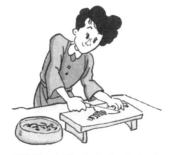

1. 당귀를 잘게 썰어 용기에 넣고
   20° 짜리 소주를 붓고 공기가 통
   하지 않게 밀봉한다.

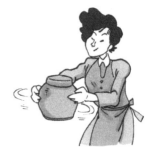

2. 침전을 막기 위해 처음 5일 동
   안은 1일 1회 정도 가볍게 용기
   를 흔들어 줘야만 한다.

재료

당귀 150g, 소주 1000㎖, 설탕 100g, 과당 50g, 미림 25㎖

복용법

1회 20㎖씩 1일 2회, 아침과 저녁으로 식사 전이나 또는 식사 사이에 마시면 된다. 그대로 마시는 것도 좋지만 기호에 따라 감미를 하거나 향이 없는 술과 칵테일을 해서 마시면 좋다.

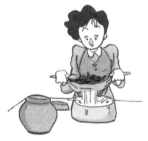

10일 후에 뚜껑을 열어 천으로 술을 거른다. 거른 술을 용기에 다시 넣고 설탕, 과당, 미림을 넣어 충분하게 녹인다.

4. 여기에 생약찌꺼기 1/10을 다시 넣은 다음 밀봉하여 시원한 곳에 보관한다. 1개월이 지나면 뚜껑을 열어 전체를 천이나 여과지로 거르면 명주가 탄생한다. 완성된 술은 짙은 갈색이 나는

강장강정, 위장 기능의 조정, 진정, 신경질,
초조감해소, 불면증에 좋은

대추술

효능

위장기능을 조절하고, 견인통을 억제하며, 자양보정에 효과
가 있다. 또한 기를 안정시키고 자양이 풍부하여 보정보양의 효
과가 뚜렷하다. 갈증을 없애주며 식욕증진에도 효과가 좋다. 이
밖에 강장, 강정에도 효과가 있고 쇠약한 내장을 회복시키며 이
뇨효과도 있다.

제조법

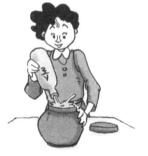

1. 잘 건조시킨 대추를 잘게 썰어
   용기에 담은 후에 20°짜리 소주
   를 붓는다.

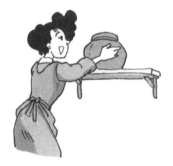

2. 그다음 뚜껑을 덮고 공기가 통
   하지 않도록 밀봉하여 시원한
   곳에 보관하면 된다.

재료

대조(대추) 150g, 소주 1000㎖, 설탕 100g, 과당 50g

복용법

1회 30㎖, 1일 2~3회, 식전에 마신다.

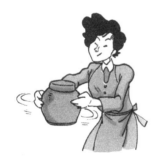

이때 5일 동안은 침전을 막아주기 위해서 1일 1회 정도 용기를 가볍게 흔들어 줘야만 한다.

4. 7일이 지나면 뚜껑을 열고 술을 천으로 거른다. 걸러낸 술은 용기에 다시 부어 설탕과 과당을 넣어 충분하게 녹인다. 이때 여기에다가 생약찌꺼기 1/10정도 다시 넣고 밀봉하여 보관한다.
5. 1개월이 지난 후 마개를 열고 윗부분의 맑은 술을 가볍게 따라내고, 남은 찌꺼기는 천이나 여과지로 걸러낸 다음 버리고 걸러낸 술만 앞의 술과 합친다.

기침과 가래를 삭이는 등 호흡기 질환과, 폐를 맑게
하는데 효능이 있는

도라지술

효능

코피가 날 때 도라지뿌리를 가루로 만들어 1순갈씩 1일 4회
먹으면 그친다. 또한 토혈이나 하혈에도 효과가 있다. 심한 기
침에는 도라지뿌리, 건강, 율무를 등분하여 가루로 만들어 1돈
씩 달여 마시면 그친다.

제조법

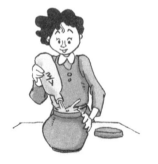

1. 도라지를 뜨물에 씻어 물기를
   빼고 3cm의 길이로 자른 후에
   용기에 넣어 소주를 붓는다.

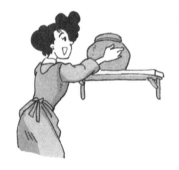

2. 그다음 뚜껑을 밀봉한 다음 서
   늘한 곳에 보관하면 된다.

재료

도라지 뿌리 600g, 소주 1800㎖

복용법

도라지 특유의 쌉쌀한 맛이 식욕을 돋워주기 때문에 식전에 마시면 더욱 효능이 좋다. 기호에 맞추어 꿀, 설탕 등을 가미하여 마셔도 되지만 제 맛으로 즐기는 것이 더 좋다.

주의

도라지는 돼지고기와는 상극이므로 같이 먹지 않는다.

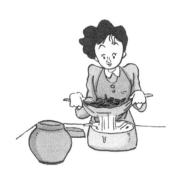

도라지 특유의 쌉쌀한 맛을 지닌 엷은 호박색의 약술이 완성된다.

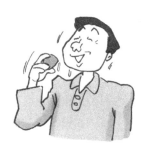

4. 약 3개월쯤 지나면 마실 수 있지만 제 맛을 내려면 6개월 이상 보관하는 것이 좋다.

다리에 힘이 없을 때, 요통, 진정, 생식기능,
혈압강하증진에 효과적인

두충술

효능

보익력과 혈압 강하, 진정, 진통작용이 있다. 다리에 힘이 없
고, 현기증, 빈뇨, 발기부전 경향이 있으며, 허리가 아픈 사람에
게 잘 듣는다. 여성에게는 임신 중의 요통, 출혈, 유산방지에 사
용된다.

―― 제조법 ――――――――――――――――――――

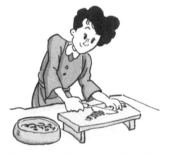

1. 잘게 썬 두충을 용기에 넣은 다
음에 20°짜리 소주를 붓는다.

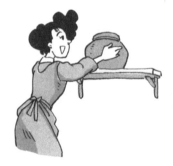

2. 이때 공기가 통하지 않도록 뚜
껑을 밀봉하여 시원한 곳에 보
관하면 된다.

재료

두충 150g,

소주 1000㎖,

설탕 150g

복용법

1회 20㎖, 1일 3회, 식사사이에 마신다.

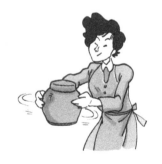

5일 동안 침전을 막아주기 위해 1일 1회 정도 용기를 가볍게 흔들어 줘야만 한다.

4. 10일 후에 마개를 열어 술을 천으로 거른 후 용기에 다시 담은 후에 설탕을 넣어 충분히 녹인다.

5. 여기에다가 생약찌꺼기 1/10을 다시 용기에 넣어 시원한 곳에 보관한다. 1개월 후 마개를 열어 술을 천이나 여과지로 거른다. 그러면 짙은 적갈색의 아름다운 색깔과 특이한 향기를 지닌 약술이 완성된다.

강장보양, 이뇨, 강심, 다한, 소염효과가 있으며
더위를 먹었을 때 유효한

맥문동술

효능

　강심작용, 이뇨작용, 가래삭임작용, 기침 멈춤 작용, 영양 등
에 좋다. 여성의 음을 보하고 폐를 편안히 다스리며, 심열(심화
로 생기는 병)을 다스리고 오줌을 잘 누게 한다. 기침이 계속되
는 미열과 열이 오르면서 가슴이 답답하고, 폐결핵과 만성기관
지염, 당뇨병치료, 더위를 먹은데 효과가 있다.

제조법

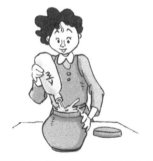

1. 잘게 썬 맥문동을 용기에 넣고
   20˚짜리 소주를 붓는다.

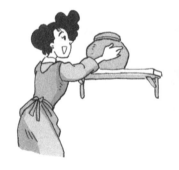

2. 밀봉하여 시원한 곳에
   보관한다.

재료

맥문동 200g,
소주 1000㎖,
설탕 100g,
과당 50g

복용법

1회 30㎖, 1일 2~3회, 식사 전이나 식사사이에 마신다. 브랜디, 와인 등을 약간 넣으면 맛이 더욱 좋아진다.

10일 후에 찌꺼기를 천으로 걸러낸 후 다시 술을 용기에 붓고 설탕과 과당을 가미하여 충분히 녹인다. 여기에다가 생약찌꺼기 1/10을 용기 속에 다시 넣고 밀봉하여 보관한다.

4. 1개월 후에 윗부분의 맑은 술을 가볍게 따라내고, 남은 술은 천이나 여과지로 찌꺼기를 걸러낸 후 앞의 술과 합친다.

5. 그러면 맑은 갈색의 독특한 향기를 지닌 담백한 맛의 약술이 완성된다.

거담, 청혈, 최면, 진정, 피로회복, 식욕증진, 건위,
정장에 효과적인

베고니아술

효능

해열, 거담, 정혈, 최면, 진정, 피로회복, 식욕증진, 건위, 정장
등에 효과적이다. 이밖에 독사에 물렸을 때 물린 자리를 이 술
로 씻어내고 2~3잔 마시면 독을 제거하는데 효능이 있어 등산
할 때 항상 휴대하면 좋다.

제조법

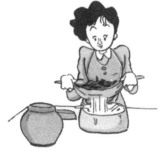

1. 베고니아 꽃을 봉오리 째 꺾어
   서 벌레를 먹은 것은 골라내고
   살짝 헹구어 물기를 뺀다.

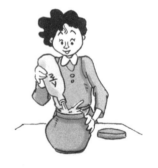

2. 이 재료를 용기에 넣고 그 양의
   3배정도의 소주를 부어 밀봉한
   다음 시원한 곳에 보관한다.

재료

베고니아 꽃(봉오리 째) 적당히,
소주 준비한 꽃 양의 3배 정도

복용법

약간의 신맛이 있어 그 산뜻한 맛을 그대로 즐길 수도 있지
만, 기호에 따라 감미료를 첨가해도 좋다. 양주나 과실주와도
어울리는 술이기 때문에 칵테일용으로 사용해도 좋다.

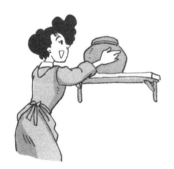

2~3일이 지나면 아름다운 붉은
색을 띠지만, 숙성 때까지는 약
1개월 정도가 소요된다.

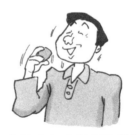

4. 술이 완전히 다 익으면 은은한
   호박색의 약술로 탄생된다. 알맹
   이는 버리지 말고 그대로 두어
   사용해도 좋다.

성기능감퇴, 피로회복, 발기부전에 유효하며 자양
강장식품으로 효험이 있는

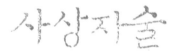

효능

예로부터 부인의 음부질환에 사용하였고, 성기능감퇴, 피로
회복, 발기부전에 유효하며 자양강장식품으로 효험이 있다.

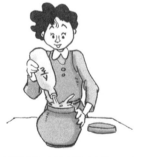

1. 사상자를 용기에 넣고 20″짜리
소주를 붓는다.

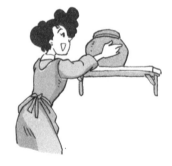

2. 그다음 공기가 통하지 않게 밀
봉하여 시원한 곳에 보관하면
된다.

재료

사상자 150g,
소주 1000㎖,
설탕 100g,
과당 50g

복용법

1회 20㎖, 1일 3회, 식사 전이나 또는 식사사이, 공복에 마
신다.

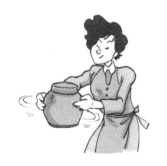

처음 5일 동안 침전을 막아주기
위해서 1일 1회 정도 용기를 가
볍게 흔들어 줘야만 한다.

4. 1주일 후에 마개를 열어 술을
   천으로 걸러서 건더기는 버리고
   술은 용기에 다시 부어 설탕과
   과당을 함께 넣어 충분하게 녹
   인다. 여기에다가 생약찌꺼기를
   약 1/10을 다시 넣고 밀봉한 다
   음 시원한 곳에 보관한다.

고혈압, 피부 화농증, 알레르기성질환, 식욕부진,
설사 등에 효과적인 명주

산사자술

효능

위액의 분비를 촉진시켜 소화를 돕고, 특히 지방의 소화를 촉진시킨다. 혈관확장작용이 있기 때문에 가벼운 고혈압에 유효하며 심장기능의 쇠약에도 효과적이다. 혈관을 확장시켜 여혈을 제거함으로 생리통이나 산후의 오로에 사용된다. 찬 음식을 너무 먹어 복통이나 설사를 일으켰을 때도 효과가 있다.

제조법

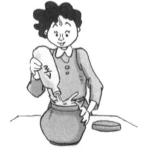

1. 가늘게 썬 산사육(산사자에서
   씨를 뺀 것)을 용기에 넣은 후
   20˚짜리 소주를 붓는다.

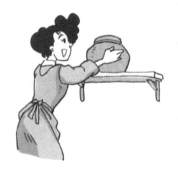

2. 그 다음 뚜껑을 밀봉하여 시원
   한 곳에 보관하면 된다.

재료

산사육 150g, 소주 1000㎖, 설탕 100g, 과당 50g

복용법

1회 30㎖, 1일 2~3회, 식사 전에 마신다.

침전을 막기 위해 5일 동안 1일 1회 정도 가볍게 용기를 흔들어 줘야만 한다.

10일을 넘긴 후 마개를 열고 술을 천으로 거른 후 찌꺼기는 버리고 술은 용기에 다시 넣고 설탕과 과당을 충분히 녹인다. 여기에다가 걸러낸 생약찌꺼기의 1/10을 다시 넣어 밀봉하여 시원한 곳에 보관한다.

5. 1개월 후 마개를 열어 용기를 살짝 기울여 윗부분의 맑은 술만 따라내고 나머지 액은 천이나 여과지로 걸러거 찌꺼기는 버리고 앞의 술과 합친다. 완성된 술은 아름다운 적갈색을 띠며 신맛이 향긋하게 난다.

야뇨증, 해수병, 음위, 두통, 부스럼이 나는 두풍,
귀먹은 것을 낫게 하는

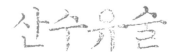

효능

강정, 노화방지, 피로회복, 식욕증진, 보정효과에 뛰어나다.
신장기능이 약해졌을 때, 노인들의 원인모를 이명(귀울림)에
효과를 보인다. 이밖에 연거푸 기침을 하는 해수병과 해열에 좋
으며, 허리와 무릎을 따스하게 하고, 노인의 소변이 절도가 없
는 것을 멎게 하고, 머리가 자주 아플 때, 부스럼이 나는 두풍,
귀먹은 것을 낫게 한다.

제조법

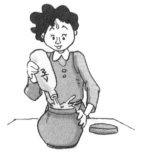

1. 산수유를 그대로 용기에 넣고
   20°짜리 소주를 붓고 밀봉한 다
   음 시원한 곳에 보관하면 된다.

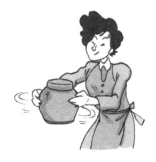

2. 침전을 막기 위해 5일 동안 매
   일 1회, 가볍게 용기를 흔들어
   줘야한다.

재료

산수유 100g, 소주 1000ml, 설탕 100g, 과당 50g

복용법

1회 20ml, 1일 2~3회, 식전 또는 식사사이에 마신다.

주의

소변을 멈추게 하는 작용이 있기 때문에 소변이 잘 나오지 않는 사람은 삼가야 한다.

10일 후에 마개를 열어 술을 천으로 걸러 찌꺼기는 버리고 술은 다시 용기에 붓고, 설탕과 과당을 넣어 충분하게 녹인다.

여기에다가 생약찌꺼기 1/5을 다시 넣고 밀봉하여 시원한 곳에게 보관한다.

5. 1개월이 지나면 마개를 열어 술을 천이나 여과지로 걸러내고 찌꺼기를 버리면 술이 완성된다. 완성된 술은 맑은 적갈색을 띠고 신맛과 떫은맛이 어우러져 난다.

성적 신경쇠약, 식은땀, 가벼운 당뇨병, 자양강장,
소화불량, 설사에 좋은

산약술

효능

　쉽게 피로해지고 원기와 입맛이 없을 때, 자양강장의 목적으로 많이 쓰인다. 체력이 붙고 혈색도 좋아지면서 소화불량도 개선된다. 또 성적 신경쇠약, 식은땀, 가벼운 당뇨병에도 효과가 있다.

제조법

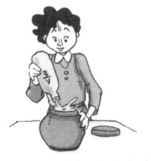

1. 가늘게 썬 산약을 용기에 넣고 20°짜리 소주를 붓는다.

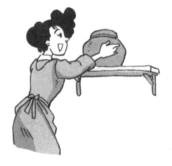

2. 그 다음 공기가 들어가지 않게 밀봉하여 시원한 곳에 보관하면 된다.

재료

산약(참마) 200g, 소주 1000㎖, 설탕 100g, 과당 50g

복용법

1회 30㎖, 1일 3회, 식사 전이나 사이에 마신다. 브랜디나 진을 약간 가미하여 마시면 향기가 더욱 좋아진다.

침전을 막기 위해 5일 동안 매일 1회 정도 용기를 가볍게 흔들어 준다.

7일 후 개봉하여 술을 천으로 거른다. 술을 용기에 다시 담아 설탕과 과당을 넣어 충분히 녹인다.

5. 여기에다가 생약찌꺼기의 1/10쯤을 다시 용기에 넣고 밀봉하여 시원한 곳에 보관한다. 1개월 후 뚜껑을 열고 윗부분의 맑은 술만 따라낸 뒤 나머지 액은 천이나 여과지로 걸러 찌꺼기는 버리고 앞의 술과 합친다. 완성된 술은 엷은 호박색의 담백한 맛을 낸다.

심하게 피로할 때나 여름 더위 먹은데 좋은

산초술

효능

눈병과 눈의 피로를 막고, 눈을 밝게 한다. 지사제, 불면증, 여름에 더위 먹은데 냉증이 심하거나 피로할 때 효과적이다. 이 약술은 오래 두어도 상하지 않고 또 풍미도 있어 입맛을 돋 워준다.

제조법

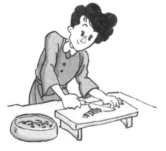

1. 잔가지는 3cm정도로 자르고, 두꺼운 가지는 껍질을 벗겨서 껍질을 잘게 썬다.

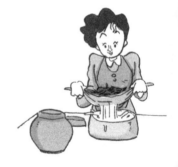

2. 꽃과 잎은 살짝 물에 헹구어 물 기를 OO고, 열매는 그대로 사 한다.

재료

산초의 가지, 잎, 꽃, 열매 적당량, 소주 준비한 재료의 3배

복용법

일반적인 복용법에 준하여 복용하면 된다.

주의

산초알맹이를 그냥 사용하면 매운맛이 강하므로 쪼개서 담그
는 것이 좋다.

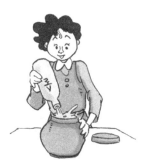

재료를 용기에 넣고 그 양의 3
배정도의 소주를 부어 밀봉한
후 시원한 곳에 보관하면 된다.

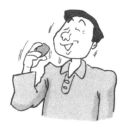

4. 3개월 정도가 지나면 특유의 향
내가 강한 호박색의 약술이 완
성된다. 알맹이는 그대로 두고
사용하는 것이 좋다.

천식, 감기, 폐렴, 거담을 비롯해, 신장염,
류머티즘에 효과가 큰 명주인

선인장술

효능

늑막염에 뛰어난 효과를 보이며, 화상에 선인장생즙을 바르면 흉터가 생기지 않을 정도로 효과가 뛰어나다. 어린아이의 백일해에 신기할 정도로 효과가 있는데, 선인장 즙을 식후에 반잔씩 복용하면 대개 3~4일이면 완쾌된다. 또 류머티즘의 환부, 수종 등에 바르면 아픔이 멈춤으로 지통제로서의 효과가 크다.

제조법

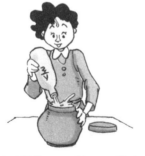

1. 선인장을 2cm정도로 잘라 그 양의 3배정도의 소주를 부어 밀봉한 후 시원한 곳에 보관한다.

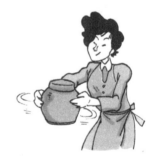

2. 약 1개월쯤 지나면 술이 익는데, 엷은 호박색에 약간 쌉쌀한 맛을 내며, 풀잎향이 난다.

재료

선인장 적당량, 소주 준비한 재료의 3배

복용법

기호에 따라 감미료를 첨가할 수도 있고, 향이 짙은 다른 과실주와 칵테일해도 좋다. 선인장술은 대개 맛보다 약효로 마신다.

주의

선인장술을 담글 때는 가시가 없는 선인장을 골라서 사용하면 된다.

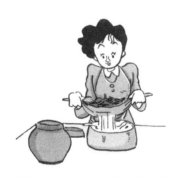

알맹이는 건져 체에 받혀내고, 술은 주둥이가 좁은 병으로 옮긴다.

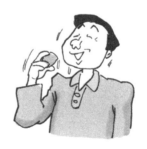

4. 선인장은 수시로 구할 수 있는 재료이기 때문에 연중 아무 때나 담글 수가 있다.

안색불량, 빈혈, 손발냉증, 피부에 광택이 없고
눈이 침침할 때 효과적인

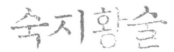
숙지황술

효능

빈혈, 증혈, 정혈, 각종 만성병 중 몸이 허약하여 나타나는 내
열, 인후건조, 갈증 등의 증상에 쓰인다. 또 여성의 출산 후나 월
경 등으로 인한 과다출혈, 허약, 어지럼증 등에도 효과가 있다.

제조법

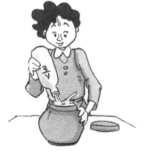

1. 숙지황을 가늘게 썰어 용기에
   넣은 후 25˚짜리 소주를 붓고 밀
   봉하여 시원한 곳에 보관한다.

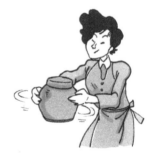

2. 침전을 막아주기 위해 5일 정도
   1일 1회 용기를 흔들어 줘야만
   한다.

재료

숙지황 100g, 소주 1000㎖, 설탕 50g, 과당 30g

복용법

1회 20㎖, 1일 2회 식사사이에 마신다.

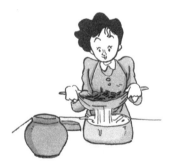

1주일이 지나면 천이나 여과지로 술을 거른 다음 찌꺼기는 버리고 술은 다시 용기에 붓는다.

4. 그리고 설탕과 과당을 넣어 녹이고 시원한 곳에 보관한다. 2주일이 지나면 검은 색의 술이 완성되는데, 달콤한 맛이 일품이다. 와인을 약간 첨가하면 맛이 더욱 좋아진다.

부인 대하증, 설사, 코피가 멎지 않을 때 지혈,
이뇨, 진정 등에 효과적인

효능

　코피가 그치지 않을 때 쑥을 태운 재를 콧구멍에 넣어주면 효
과가 있다. 부인 대하증, 설사, 이뇨, 진정 등에 효과가 있다.

제조법

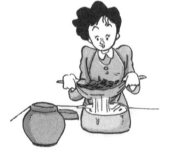

1. 쑥 잎과 꽃을 가지채로 꺾어서
　잘 씻은 다음, 물기를 빼고 가제
　주머니 속에 넣어 봉한다.

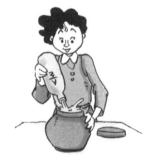

2. 이 재료를 용기에 넣고 그 양의
　3배 정도의 소주를 붓는다.

재료

쑥 적당량, 소주 준비한 재료의 3배의 양

복용법

향내가 그윽하여 제 맛으로 마시는 것도 좋으며, 기호에 따라 가미하는 것도 괜찮다. 다른 과실주와 칵테일 할 때는 향이 짙지 않은 술을 사용하면 향기를 살릴 수 있어 좋다.

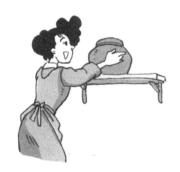

그 다음 밀봉하여 냉암소에 3개월 정도 보관하면 잘 익은 약술이 완성된다.

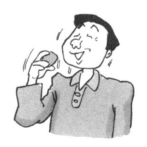

4. 술의 빛깔은 푸른빛을 띤 호박색으로, 갈색으로 변하면 쑥 주머니를 꺼내는 것이 좋다.

탈모증, 변비, 소화불량, 요통, 월경불순, 진통,
구풍제 등으로 사용되는

아출술

효능

건위, 위약, 식욕부진, 오심(메스꺼움), 희발월경(월경주기가
정상보다 긴 경우), 월경불순, 진통 등에 효과가 있다. 소화불량,
복부팽만감, 가스가 차는 증상 등에도 효과적이다.

제조법

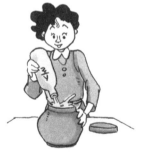

1. 가늘게 썬 아출을 용기에 넣고
   25˚짜리 소주를 붓는다.

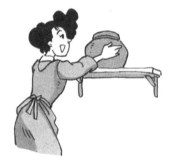

2. 그 다음 설탕과 과당을 넣고 밀
   봉하여 시원한 곳에 보관하면
   된다.

재료

아출 150g, 소주 1000㎖, 설탕 150g, 과당 50g

복용법

1회 20㎖, 1일 3회, 식전에 마신다.

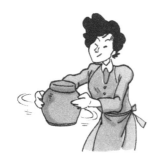

침전을 막아주기 위해 5일 정도
1일 1회, 용기를 흔들어 줘야만
한다.

4. 그런 후 1개월쯤 익히는데, 1개
월이 지나면 마개를 열어 천으
로 술을 걸러낸 후 찌꺼기는 버
리고 술만 보관한다.

5. 완성된 술은 맑은 갈색을 띠며,
산뜻한 향기와 쓴맛이 어우러져
맛이 좋다.

강장보정, 건위정장, 손발냉증, 하퇴부가 저릴 때,
진통에 효과적인 명주

오가피술

효능

허리와 다리의 나른함과 통증, 다리에 힘을 줄 수 없는 증상,
가벼운 수종에 좋다. 또 소아의 발육부진과, 운동능력의 불량에
도 효과가 있다. 간장, 신장을 보호하고, 늑골을 강하게 하는 작
용을 한다.

제조법

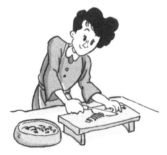

1. 잘게 썬 오가피를 용기에 넣고
   25˚짜리 소주를 부은 다음 뚜껑
   을 밀봉하여 보관한다.

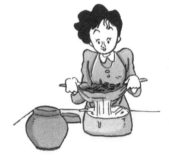

2. 10일 후에 마개를 열어 술을 천
   으로 걸러낸 다음 찌꺼기는 버
   린다.

재료

오가피 150g, 소주 1000㎖, 설탕 150g, 과당 50g

복용법

1회 20㎖, 1일 2회, 아침. 저녁으로 식사 전이나 또는 그 사이
에 마신다.

주의

남 오가피와 북 오가피가 있는데, 북 오가피는 작용이 매우
강해 쓰지 않는 것이 좋다.

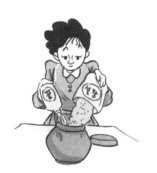

걸러낸 술은 용기에 다시 담은
후에 설탕과 과당을 가미하여
충분하게 녹인다.

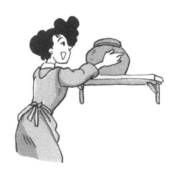

4. 여기에다가 생약찌꺼기 1/10을
술과 함께 용기에 넣고 밀봉하
여 시원한 곳에 보관한다.

만성 바이러스성 간염과 약물성 간염, 기억력 감퇴,
주의력 감퇴에 좋은

오미자술

효능

중추신경계와 대뇌피질을 흥분시키므로 작업능률이 높아진
다. 자궁의 평활근을 흥분시키는 작용도 있으며, 수축을 강하게
한다. 이밖에 거담, 진해작용도 있고 만성 바이러스성 간염과
약물성 간염에도 효과가 있다.

── 제조법 ──

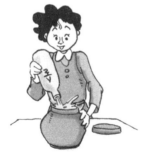

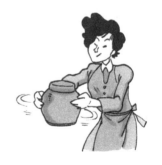

1. 오미자를 용기에 넣고 20° 짜리
   소주를 부은 후에 뚜껑을 덮어
   밀봉 보관한다.

2. 침전을 막아주기 위해 5일 동안
   1일 1회 정도 용기를 가볍게 흔
   들어 줘야만 한다.

재료

오미자 100g,
소주 1000㎖,
설탕 150g,
과당 50g

복용법

1회 20㎖, 1일 3회, 식전 또는 식사사이에 마신다.

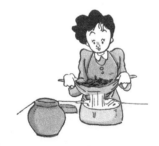

10일 후에 마개를 열어 술을 천으로 받힌 다음에 그 술을 다시 용기에 붓고 설탕과 과당을 넣어 충분하게 녹인다.

4. 여기에다가 생약찌꺼기 1/10을 다시 용기 속에 넣고 밀봉하여 보관한다. 1개월 후에 마개를 열어 술을 천이나 여과지로 걸러 내면 술이 완성된다. 완성된 술은 아름다운 적갈색을 띠며, 특이한 향과 산뜻한 신맛이 어우러진 맛을 낸다.

위산분비억제, 위산과다의 위통, 손발의 통증에
탁월한 효과가 있는

오징어술

효능

　염증과 통증을 진정시켜 준다. 또한 차멀미에 오징어를 씹으
면 좋은 효과를 볼 수 있기 때문에, 여행갈 때 오징어를 준비하
는 것도 지혜라고 할 수 있다.

제조법

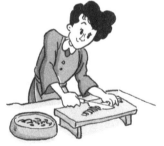

1. 오징어의 다리를 떼어낸 후 3마
리를 잘게 찢어서 다리와 함께
유리병이나 항아리에 넣는다.

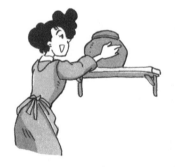

2. 청주를 부어서 밀봉시킨 다음
햇볕이 들지 않는 냉암소에서
개월 이상 숙성시킨다.

재료

　구운 오징어 1 마리, 마른 오징어 2 마리, 청주 준비한 재료의 3배

복용법

　구수한 맛이 독특하고 향 또한 좋아 온 가족이 즐길 수 있는 약술이다. 술을 마실 수없는 사람은 저녁식사 후 소주잔 한 잔 정도를 한소끔 끓여서 알코올성분을 없앤 뒤 마시면 된다. 술을 즐길 수 있는 사람은 식전과 저녁에 소주잔으로 한 잔 정도 마신다.

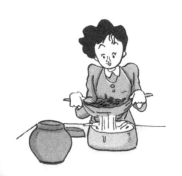

오징어는 오랫동안 용기에 담가 두면 엑기스가 많이 빠져나오기 때문에 용기에서 오징어를 건져

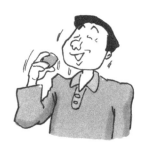

내지 않고 그대로 넣어둔 채 사용하는 것이 효과를 최대한 높일 수가 있다.

마른기침, 혀가 건조할 때, 자양강장, 허약체질, 병
후 회복기에 효과적인

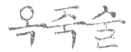

효능

마른기침, 혀가 건조하고 갈증이 나는 등의 증상에 사용하며,
아드레날린에 의한 고혈당에 혈당을 억제하는 작용도 있다. 허
약체질을 개선시키고 몸을 편안하게 한다. 그밖에 혈액순환을
원활하게 하고 강심작용, 부신피질 호르몬과 같은 작용을 한다.

제조법

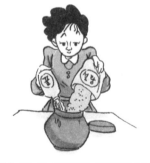

1. 가늘게 썬 옥죽을 용기에 넣은
   후에 25°짜리 소주와 미림을 동
   시에 붓는다.

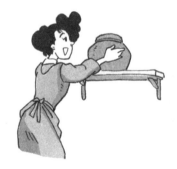

2. 그다음 뚜껑을 닫고 밀봉하여
   시원한 곳에 보관하면 된다.

재료

옥죽 150g, 소주 1000㎖, 설탕 100g, 미림 50㎖

복용법

1회 30㎖, 1일 2회, 아침저녁 공복에 마신다.

침전을 막기 위해 5일 정도 1일 1회 용기를 가볍게 흔들어 줘야 한다.

1주일 후에 마개를 열고 천으로 거른 후 찌꺼기는 버리고 술은 용기에 다시 붓는다. 여기에다가 생약찌꺼기 1/10을 다시 술에 넣어 설탕을 가미하여 녹인 다음 밀봉하여 시원한 곳에 보관한다.

5. 1개월이 지난 후에 마개를 열어 윗부분의 맑은 술을 용기에 따른 다음 나머지는 천이나 여과지로 걸러서 찌꺼기는 버리고 앞의 술과 합친다. 완성된 술은 흑갈색의 독특한 향기를 지니고 있다.

건망증, 건위, 진정, 불면, 신경쇠약, 정신불안,
병후 쇠약증에 효과적인

용안술

효능

정신이 안정되고 혈색이 밝아지며 피부가 윤택해지고 살결이
고와진다. 또 강장, 진정, 건망증과 불면증을 비롯해 신경쇠약,
정신불안, 병후 쇠약증, 산후에 효과가 있다.

제조법

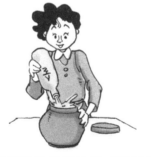

1. 용안육을 그대로 용기에 넣은
후에 25°짜리 소주를 붓는다. 그
다음 뚜껑을 덮고 밀봉한다.

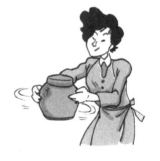

2. 침전을 막아주기 위해 처음 4.
일간은 매일 용기를 가볍게 흔
들어 줘야한다.

재료

용안육 150g, 소주 1000㎖,
설탕 100g, 과당 50g,
미림 50㎖, 벌꿀 50㎖

복용법

1회 20㎖, 1일 2~3회, 식전이나 식사사이에 마신다. 브랜디
를 약간 넣으면 향기가 좋아진다.

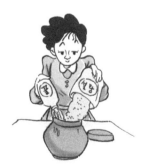

⑩일이 지난 후에 술을 천으로
걸러 찌꺼기는 버리고 술은 다
시 설탕과 과당을 넣어 녹인다.

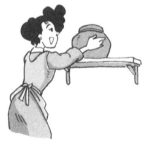

4. 여기에다가 생약찌꺼기 1.5을
다시 용기 속에 넣고 미림과 벌
꿀을 추가하여 섞은 다음 밀봉
하여 시원한 곳에 보관한다.

노인의 요각통, 무월경, 월경통, 관절동통,
손발 저림에 효과를 볼 수 있는

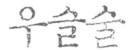

효능

성기능이 쇠퇴한 노인의 요각통, 부인의 무월경, 월경통 등에
많이 쓰인다. 다리, 허리, 하복부를 충실하게 하고 힘이 나게 함
으로 나이가 많은 사람에게 가장 적합한 약술이다.

─ 제조법 ─

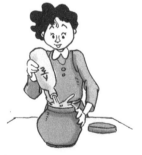

1. 잘게 부순 우슬을 용기에 넣은
   후에 25°짜리 소주를 붓는다.

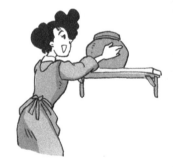

2. 그다음 뚜껑을 덮은 후에 밀봉하
   여 시원한 곳에 보관하면 된다.

재료

우슬 150g,
소주 1000㎖,
설탕 150g

복용법

1회 20㎖, 1일 2회, 아침. 저녁으로 식사 전에 마신다.

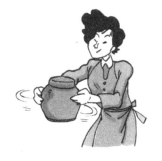

침전을 막기 위해 5일 동안 1일 1회 가볍게 용기를 흔들어 줘야 한다.

4. 10일이 지나면 개봉하여 천이나 여과지로 찌꺼기를 걸러내고 술만을 다시 용기에 붓는다.

5. 여기에다가 생약찌꺼기 약 1/10을 다시 넣고 설탕을 가미한 다음 밀봉하여 시원한 곳에 보관한다.

발기부전, 허리와 다리의 냉통, 청력쇠약,
통변에 좋은 효과를 볼 수 있는

육종용술

효능

발기부전, 허리와 다리의 냉통 등에 효과적이고, 성기능을
충실하게 하는 비약으로 손꼽힌다. 장기간 복용해도 부작용이
없다.

제조법

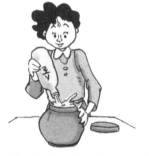

1. 잘게 썬 육종용을 용기에 넣은
후에 25° 짜리 소주를 붓는다.

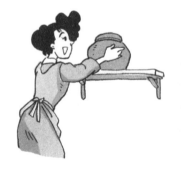

2. 그다음 공기가 통하지 않게 뚜
껑을 덮어 밀봉하여 시원한 곳
에 보관하면 된다.

재료

육종용 150g,

소주 1000㎖,

설탕 100g,

미림 50㎖, 벌꿀 50㎖

복용법

1회 20㎖, 1일 2~3회, 식사 전이나, 공복일 때 또는 식사사이에 마신다.

침전을 막기 위해 처음 4~5일은 1일 1회 가볍게 용기를 흔들어 줘야한다.

7일이 지난 후에 마개를 열어 건더기를 천으로 걸러내어 버리고 술만 다시 용기에 붓는다. 그런 후에 설탕과 미림과 벌꿀을 넣어 충분히 녹인다.

5. 여기에다가 생약찌꺼기 1:10을 다시 용기에 넣고 밀봉하여 시원한 곳에 보관한다.

6. 1개월 후에 마개를 열어 남아있는 건더기를 천이나 여과지로 걸러내면 완성된다. 술은 흑갈색을 띠며 특이한 향기와 달콤한 맛을 가지고 있다.

발기부전, 유정, 조루, 무력, 권태, 기억력 저하, 노인
성 치매 등에 좋은

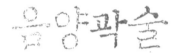
음양곽술

효능

신허로 인한 노인성 치매, 발기부전, 유정, 조루, 하반신 무력,
권태, 기억력 저하 등에 효과가 크다.

─ 제조법 ─

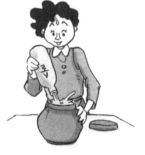

1. 잘게 썬 음양곽을 용기에 넣안
   후에 25°짜리 소주를 넣는다.

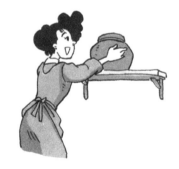

2. 그 다음 뚜껑을 덮어 밀봉하여
   시원한 곳에 보관하면 된다.

재료

음양곽 60g,
소주 1000㎖,
설탕 100g,
과당 50g

복용법

1회 30㎖, 1일 2~3회, 식전 또는 식사사이에 마신다.

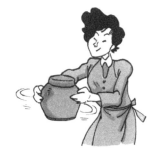

4. 10일 정도가 지난 후에 마개를
열어 건더기를 천으로 거른 다
음에 찌꺼기는 버리고 술은 다
시 용기에 부어 설탕과 과당을
넣어 충분하게 녹인다.

여기에다가 생약찌꺼기 1/5을 다
시 넣어 밀봉하여 시원한 곳에
보관한다. 1개월 후에 마개를 열
어 남아있는 건더기를 천이나
여과지로 걸러내면 완성된다.

침전을 막아주기 위해 처음
4~5일 동안은 용기를 흔들어 줘
야한다.

산후의 생리이상, 일반 생리불순, 진정, 진통,
부인의 보건 약으로 유명한

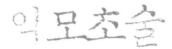
익모초술

효능

혈액순환을 개선해주고 월경을 조절하여 혈독을 해소하고 산
후의 생리이상, 일반 생리불순, 진정, 진통, 부인의 보건에 효능
이 있다.

───── 제조법 ─────

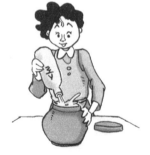

1. 잘게 썬 익모초를 용기에 담은
   후에 20˚ 짜리 소주를 붓는다.

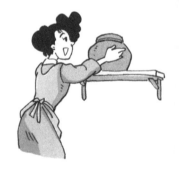

2. 그다음 뚜껑을 덮고 밀봉하여
   시원한 곳에 보관하면 된다.

재료

익모초 150g,
소주 1000㎖,
설탕 100g, 과당 50g

복용법

1회 20㎖, 1일 3회, 식전 또는 식사사이에 마신다.

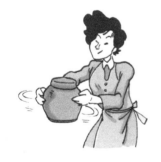

5일 동안 침전을 막기 위해 1일 1회 정도 용기를 가볍게 흔들어 줘야한다.

4. 7일 후에 마개를 열어 건더기를 천으로 걸러내어 찌꺼기는 버리고 술은 다시 용기에 부은 다음에 설탕, 과당을 넣어 충분하게 녹인다. 여기에다가 생약찌꺼기 1/5을 다시 용기에 넣고 밀봉한 다음 시원한 곳에 보관한다.

5. 1개월 후에 나머지 건더기를 천이나 여과지로 걸러내면 술이 완성된다. 완성된 술은 갈색을 띠며 약간 씁쓸한 맛을 낸다.

급성만성 신염, 방염, 이뇨, 해독, 건위, 정혈작용에
매우 효과적인

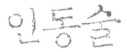

효능

인동은 각지의 산야에 자생하는 다년초덩굴로 한약재로 많이
쓰인다. 5~6월에 백색, 또는 엷은 황색의 꽃이 피어 차츰 황색
으로 변한다. 급성만성 신염, 방염, 이뇨, 해독, 건위, 정혈작용에
효능이 있다.

┌─ 제조법 ──────────────────

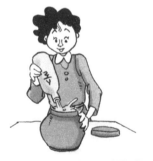

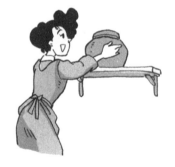

1. 생약 금은화, 잎, 줄기를 용기에
넣은 후에 소주를 붓는다.

2. 그다음 뚜껑을 덮어 밀봉한 다
음 시원한 곳에 보관하면 된다.

재료

금은화 꽃 100g,
줄기나 잎 100g,
소주 1800㎖

복용법

일정해진 용량은 없지만 지나치지 않도록 한다.

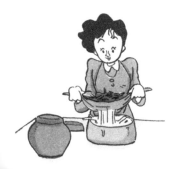

2개월쯤 지나면 술이 익는데
건더기는 천이나 여과지로 걸
러낸다.

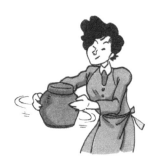

3. 술은 주둥이가 좁은 병으로 옮
긴다. 이때 꿀이나 설탕을 가미
하여 흔들어둔다.

원기부족, 설사, 자주 피로를 느낄 때,
무기력한 체질의 개선에 효과적인

인삼술

효능

신경의 흥분전도를 빠르게 하고 원기를 보충하며, 심장의 수
축력을 강하게 한다. 소화기를 튼튼하게 하며 특히 적혈구, 혈
색소를 증가시키고, 골수의 대사 촉진작용에 의한 백혈구의 증
가에도 효과가 있다. 폐활량을 늘리며 숨이 차고 땀을 많이 흘
릴 때 좋으며, 배뇨량을 감소시키고 발열성 질환, 탈수 등에 의
한 갈증을 풀어준다.

제조법

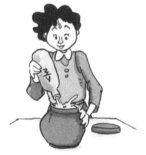

1. 잘게 썬 인삼을 용기에 넣고
   25° 짜리 소주를 부은 다음 뚜껑
   을 덮어 밀봉 보관하면 된다.

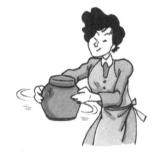

2. 침전을 막아주기 위해 5일 동안
   매일 1일 1회 정도 용기를 가볍
   게 흔들어 줘야한다.

재료

고려인삼 15g, 소주 1000㎖, 설탕 100g, 벌꿀 50g

복용법

1회 20㎖, 1일 2회, 아침저녁으로 식사 전에 마신다. 브랜디를 약간 첨가해서 마시면 더욱 맛있는 술이 된다.

주의

인삼은 일시적으로 혈압을 높이기 때문에 혈압이 높은 사람은 삼가는 것이 좋다.

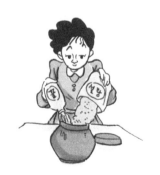

0일이 지나면 개봉하여 천으로 ~혀서 술을 거른 다음 설탕과 ~꿀을 넣어 잘 녹인다.

4. 여기에다가 생약찌꺼기를 1/10 쯤 다시 넣어 시원한 곳에 보관한다. 1개월이 지난 후에 뚜껑을 열고 윗부분의 맑은 술만 용기에 따라 붓고, 남은 액은 두 겹의 천으로 거른다.(이 액은 약간 탁한 색을 띠고 있어 다른 용기에 담아 이것부터 마시는 것이 좋다) 술은 아름다운 호박색에 격조 높은 향기, 약간 씁쓸하고 감칠맛 나는 부드러운 맛이 일품이다.

간암, 간경화, 간홍, 간위, 백혈병 같은 난치병에 탁
월한 효과가 있는 명주

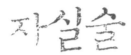

자실술

효능

　생약 자실은 이뇨약으로 쓰이는데, 이 약은 천연의 이뇨제로
부작용이 없기 때문에 널리 이용되어 부종, 신장 기능장애 및
혈압의 조정에 이용되는 약재다. 간암, 간경화, 간홍, 간위, 백혈
병 같은 난치병에 탁월한 효과가 있다.

제조법

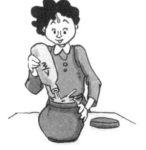

1. 잘게 썬 개오동열매를 용기에
　넣은 후에 25°짜리 소주를
　붓는다.

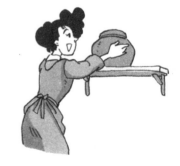

2. 그다음 뚜껑을 덮어 밀봉하여
　시원한 곳에 보관하면 된다.

재료

개오동열매 200g, 소주 1000㎖, 설탕 100g, 과당 50g

복용법

1회 30㎖, 1일 3회, 식사 전에 마신다.

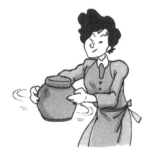

침전을 막기 위해 5일 동안 1일 1회 용기를 가볍게 흔들어 줘야 한다.

4. 10일 후에 뚜껑을 열어 천으로 건더기를 거른 후 술을 용기 속에 다시 넣고 설탕과 과당을 넣어 충분하게 녹인다. 여기에다가 생약찌꺼기 1/5을 넣고 밀봉하여 시원한 곳에 보관한다.

5. 1개월 이상 지나면 개봉하여 나머지 건더기를 천이나 여과지로 걸러내면 완성된다. 술은 투명하고 담백하다.

복부냉증, 구토, 식욕부진, 복통, 소화불량, 딸꾹질
등에 효과가 있는 명주

정향술

효능

식품, 약품, 방부제 등에 쓰이는데, 발작증을 비롯하여 치과에
서 진통제 등으로도 사용된다. 정향은 그 산출량이 적기 때문에
꽃봉오리뿐만 아니라 꽃대와 열매까지도 이용되고 있다. 건위,
정장, 식욕 부진, 소화불량에 효과가 있으며 딸꾹질에도 좋은
효과가 있다.

제조법

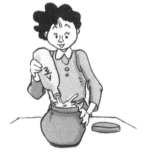

1. 정향을 가늘게 썰어 용기에 담
은 후에 25°짜리 소주를 붓는다.

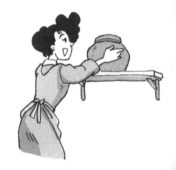

2. 그다음 뚜껑을 덮어 밀봉하여
시원한 곳에 보관하면 된다.

재료

정향 100g,
소주 1000㎖,
설탕 100g,
과당 50g

복용법

1회 20㎖, 1일 2회, 식전마다 마신다.

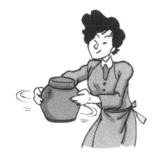

4~5일 동안은 침전을 막기 우해 1일 1회 정도로 용기를 가볍게 흔들어 줘야한다.

4. 10일째에 천으로 건더기를 거른다. 액을 용기에 다시 붓고 설탕과 과당을 넣어 녹인다. 여기에다가 생약찌꺼기 1/10을 다시 넣고 밀봉한 다음 시원한 곳에 보관한다. 1개월이 지나서 나머지 건더기를 천이나 여과지로 걸러내면 완성된다. 술은 짙은 갈색을 띠며 향기가 좋다.

동상, 진정, 최면, 건위, 정장, 부인병질환, 부종, 혈
압강하 등에 효과적인

제비꽃술

효능

제비꽃은 전국 각지에서 야생하고 있는 풀이다. 어린순은 나
물로 먹으며 풀 전체가 해독, 소염, 소종, 지사, 이뇨 등의 효능
이 있어 황달과 간염, 수종 등에 좋다. 동상, 진정, 최면, 건위, 정
장, 부인병질환, 부종, 혈압강하 등에 효능이 있다.

제조법

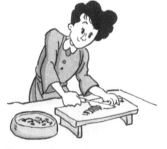

1. 활짝 핀 꽃을 따서 시들기 전에
   꼭지를 딴다.

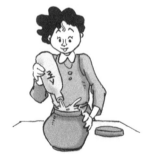

2. 꽃을 용기에 넣은 후에 그 양의
   3배정도의 소주를 붓는다.

재료

활짝 핀 제비꽃 적당량, 소주 준비한 재료의 3배

복용법

약간 감미로운 향이 있어 그대로 마시는 것이 좋다. 향이 짙은 양주나 과실주 외 모든 술에 칵테일을 하여도 좋다.

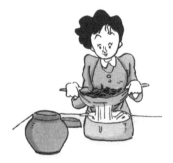

꽃이 적을 때는 우선 있는 것만으로 담가두고, 뒤에 꽃을 추가하면 된다.

4. 약 1개월 정도 지나면 술이 익는데, 건더기는 천이나 여과지로 걸러내고 술은 주둥이가 좁은 병으로 옮긴다.

5. 꽃잎 몇 잎을 그대로 띄워두는 것도 운치가 있어 좋다. 빛깔은 엷은 황색이나 회색을 띤 엷은 등색을 띤다. 꽃 색깔인 자색으로는 되지 않는다.

신경통, 천식, 두통, 여성들의 허리냉증, 류머티즘, 진통, 해열에 효과적인

진달래술 (두견주)

효능

진달래는 4월이 되면 연분홍색의 꽃이 산야를 물들일 정도로 우리나라에 흔한 꽃이다. 기관지염, 신경통, 천식, 해수, 두통, 여성들의 허리냉증, 류머티즘, 진통, 해열, 이뇨 등에 효과적이다.

제조법

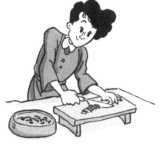

1. 진달래꽃은 잎이 섞이지 않게 잘 다루어 살짝 씻어 물기를 뺀다.

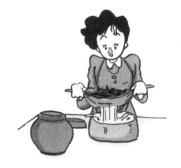

2. 한 잎 한 잎 닦아낼 수가 없기 때문에 몇 시간 그냥 두어 적당히 말린다.

재료

진달래꽃 적당량, 소주 준비한 재료의 3배

복용법

정해진 용량은 없지만 지나치지 않도록 한다.

주의

진달래꽃을 수집할 때는 비슷한 꽃이 섞이지 않게 주의해야
한다. 독성이 있는 꽃을 잘못 먹으면 복통을 일으키는 수가 있
기 때문이다.

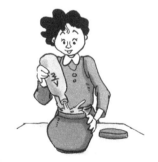

4. 3개월 후에 연분홍색의 예쁜 빛
깔을 지닌 진달래 특유의 은은
한 향을 풍기는 약술이 완성된
다. 건더기는 천이나 여과지로
걸러내고, 맑은 술은 다른 병으
로 옮겨서 사용한다.

5. 이때 감미료를 넣거나 마실 때
가미하면 된다. 진달래술은 찌
꺼기를 건져 낸 후 1~2개월 숙
성시킨 후에 사용하면 맛도 차
분하고 약효도 크다.

말린 것을 용기에 넣은 후 그 양
의 3배정도의 소주를 부어 밀봉
한 다음 시원한 곳에 보관한다.

식욕을 돋워주며, 오심, 헛배가 부른 증상,
구토증상에 효과적인 명주

진피술

효능

진피란 감귤의 껍질을 말린 한방약이다. 식욕부진, 위가 더부
룩한 증상, 배가 당기는 증상 등에 사용된다. 이밖에 진토, 진해,
거담을 비롯해 비위의 기가 울체되어 입맛이 없고 소화가 안 되
며, 배가 아프고 토하거나 설사하거나, 습과 담이 있어 가슴이
두근거릴 때에 효과가 있다.

제조법

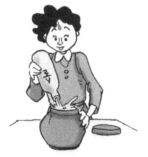

1. 진피를 잘게 썰어 용기에 넣고
   25°짜리 소주를 붓는다. 그다음
   뚜껑을 덮어 밀봉 보관한다.

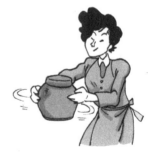

2. 침전을 막기 위해 처음 4~5일
   동안에는 1일 1회 가볍게 용기
   를 흔들어 줘야한다.

재료

진피 150g,

소주 1000㎖,

설탕 50g,

과당 100g

복용법

1회 20㎖, 1일 3회, 식전마다 마신다. 진이나 진저에일 등을 첨가하면 더욱 맛이 좋다.

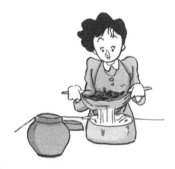

10일 후에 뚜껑을 열어 건더기를 천으로 걸러내고 술은 다시 공기에 붓는다.

4. 여기에 생약찌꺼기 1/10을 다시 넣고 밀봉하여 시원한 곳에 보관한다.

5. 약 1개월 후에 뚜껑을 열어 나머지 건더기를 천이나 여과지로 완전히 거른다. 술은 맑은 황갈색의 향기가 좋고 약간 쓸쓸한 맛이 난다.

동의보감에 의한
한방술로 질병 치료하기
76가지 비법

초판 1쇄 인쇄   2021년 6월 10일
초판 1쇄 발행   2021년 6월 15일

편   저   대한건강증진치료연구회
발행인   김현호
발행처   법문북스(일원화)
공급처   법률미디어

주소   서울 구로구 경인로 54길4(구로동 636-62)
전화   02)2636-2911~2, 팩스 02)2636-3012
홈페이지   www.lawb.co.kr

등록일자   1979년 8월 27일
등록번호   제5-22호

ISBN   978-89-7535-951-4(93510)

정가   16,000원